JN133604

# ボクは甲状腺(こうじょうせん)

I am Thyroid Gland.

病気になった友だちのこと

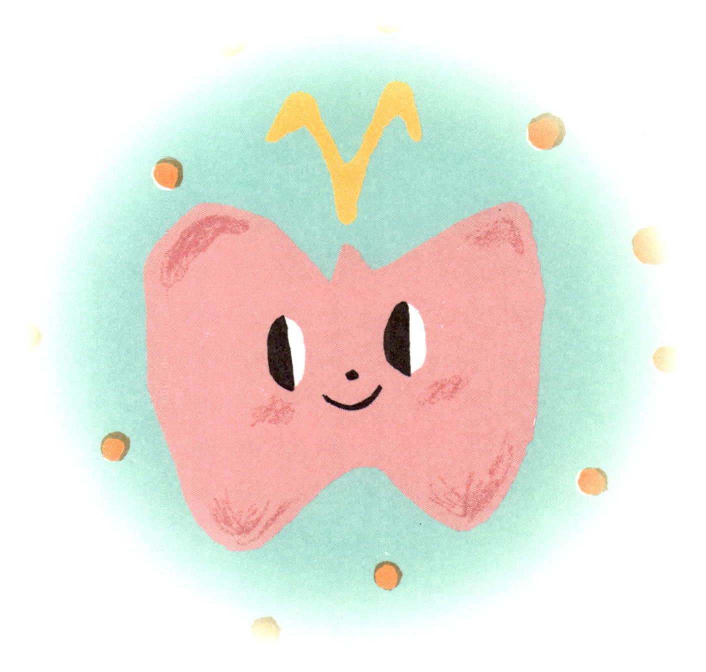

山内泰介
Taisuke Yamauchi

絵・マット和子
illustrations : Kazuko Matt

ボクは甲状腺
I am Thyroid Gland.
病気になった友だちのこと

# contents

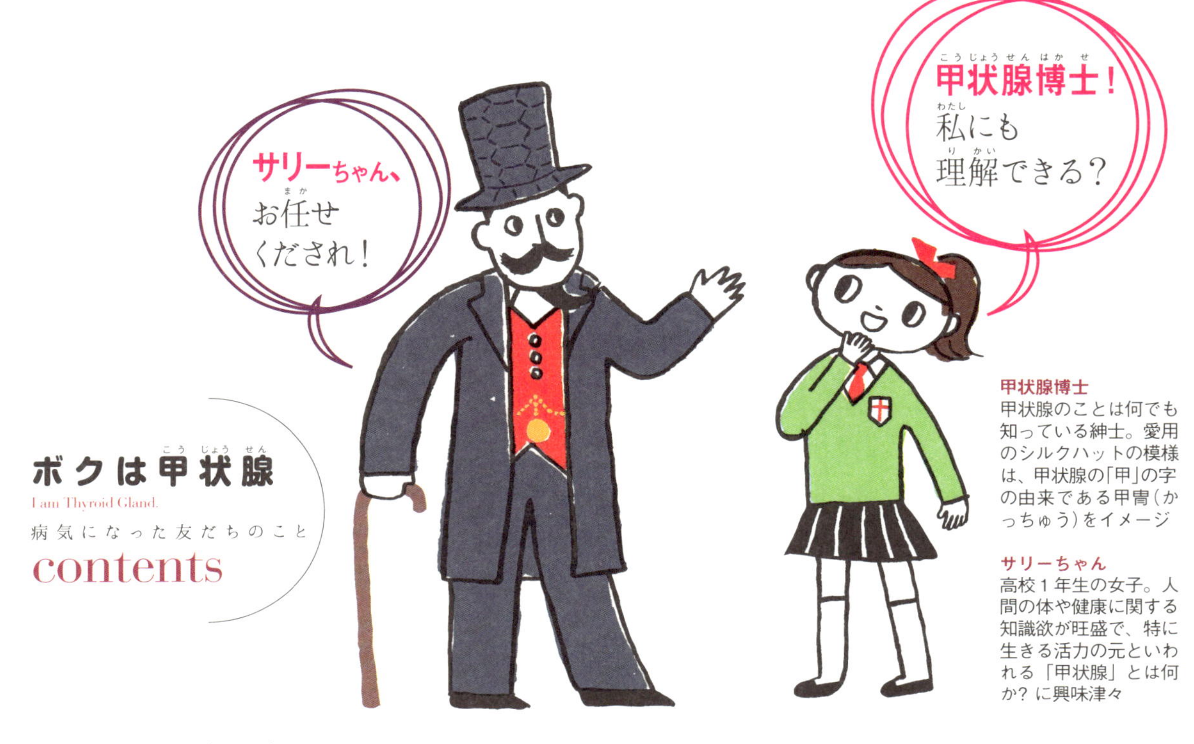


**甲状腺博士**
甲状腺のことは何でも知っている紳士。愛用のシルクハットの模様は、甲状腺の「甲」の字の由来である甲冑（かっちゅう）をイメージ

**サリーちゃん**
高校１年生の女子。人間の体や健康に関する知識欲が旺盛で、特に生きる活力の元といわれる「甲状腺」とは何か？に興味津々

# ボクは甲状腺

I am Thyroid Gland.

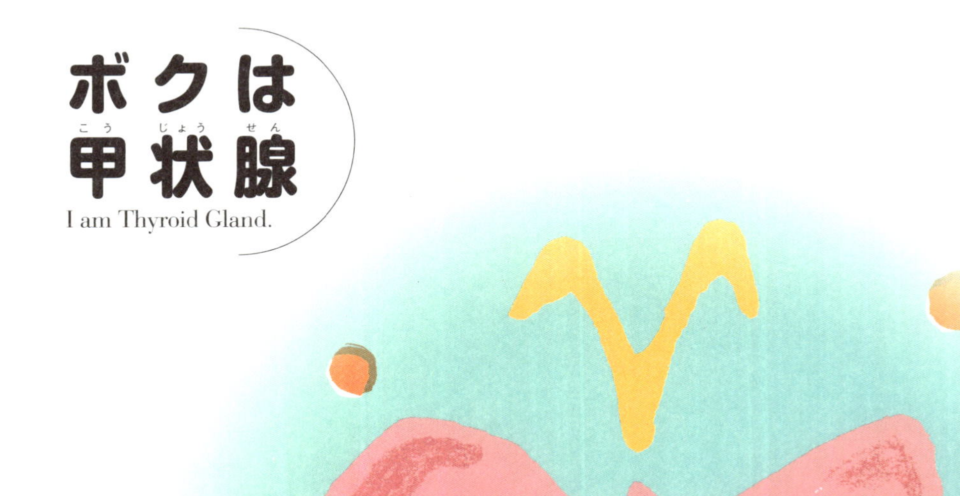

ボクは甲状腺。
君たちの首の中にいるんだ。
きれいな形をしているでしょ？
まるで蝶々のようだ。
優雅に羽を広げた形に魅せられるドクターもいるよ。

# 甲状腺(こうじょうせん)ってどこにあるの？

甲状腺は、人間の活力に関係する重要な役割を持つ臓器。普段は意識していない人が多いのですが、喉のあたりにあって、体調をコントロールしています

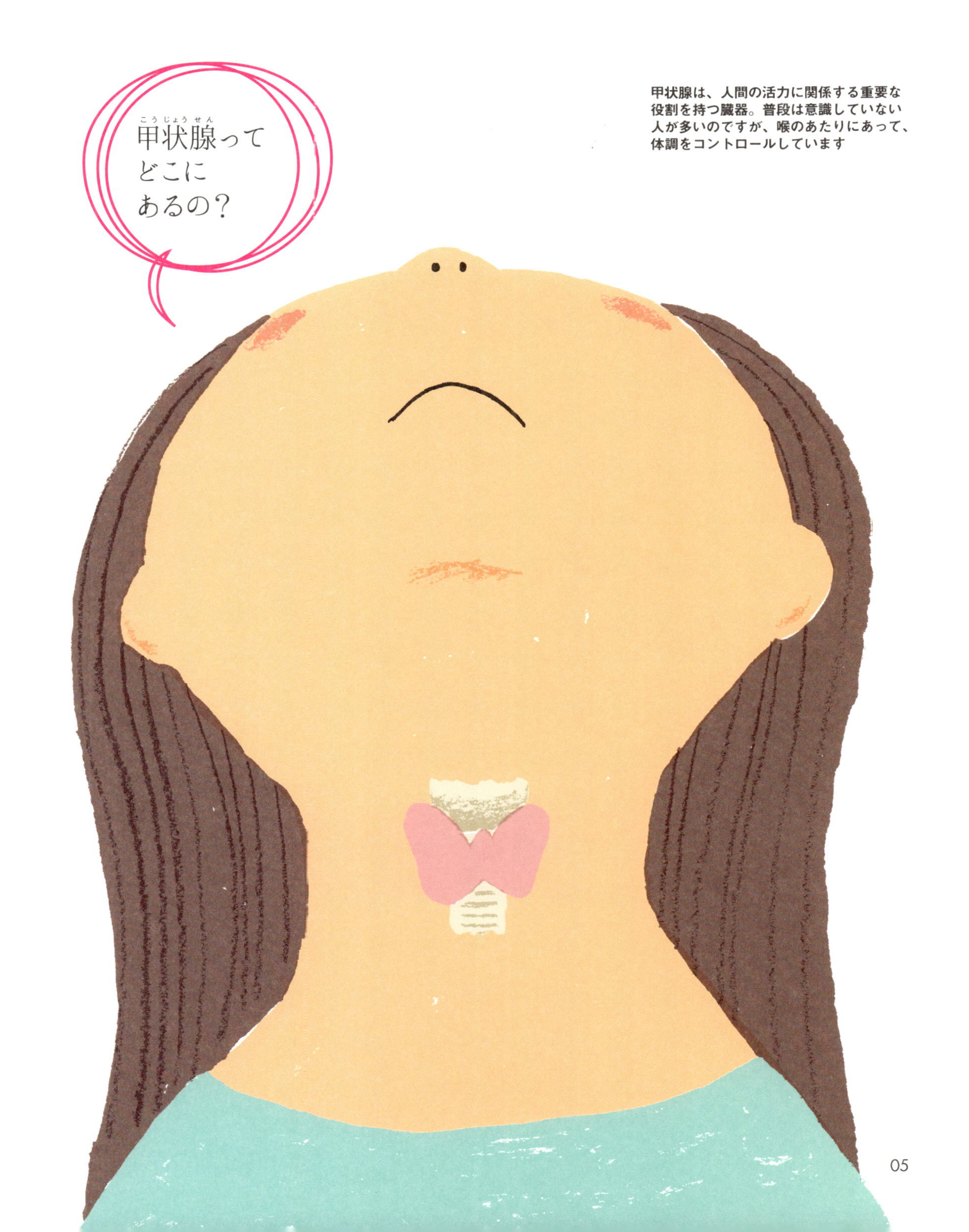

## ボクは甲状腺
I am Thyroid Gland.

# 甲状腺って何？
# どこにあって、
# どんな働きをしているのか
# 知っておきたい。

### 甲状腺の形・大きさ

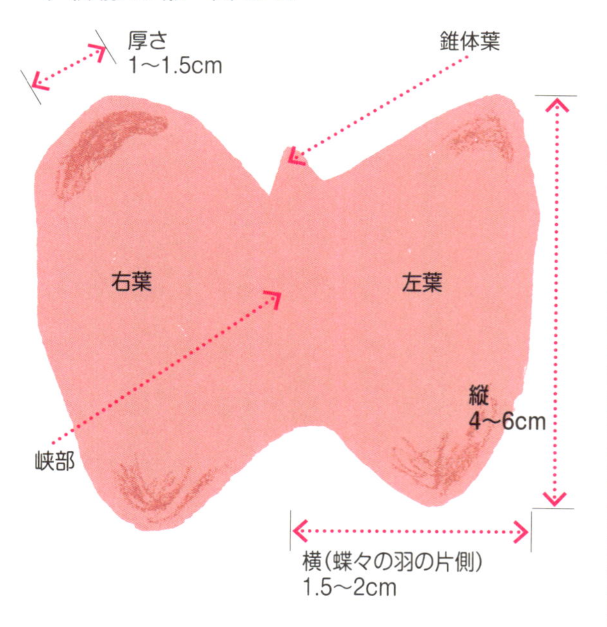


### 甲状腺とは？

甲状腺は、甲状軟骨（喉仏（のどぼとけ））の下にある**内分泌腺**です。平均的な大きさは左右それぞれ縦4～6cm、横1.5～2cm、厚さ1～1.5cm。総重量は15～20gで、蝶々（ちょうちょう）が羽を広げたような形をしています。小さく感じるかもしれませんが、内分泌腺としては最大の臓器です。右葉、左葉と、そのふたつをつなぐ**峡部**でできていて、約60%の人に峡部から上にのびる**錐体葉（すいたいよう）**があります。錐体葉の形は人それぞれで、長く太い人もいれば小さい人もいます。同様に、甲状腺そのものも大きさや形に個性があります。

甲状腺の働きは甲状腺ホルモンを分泌することですが、分泌には3つの役割があります。甲状腺ホルモンをつくって（産生）、たくわえて（貯蔵）、血液中に送り出すこと（放出）です。

- **位置……首の前側・甲状軟骨（喉仏）の下**
- **大きさ（蝶々の羽の片側）……縦4～6cm<br>横1.5～2cm<br>厚さ1～1.5cm**
- **全体の重さ……15～20g**
- **働き……甲状腺ホルモンの分泌（産生＋貯蔵＋放出）**

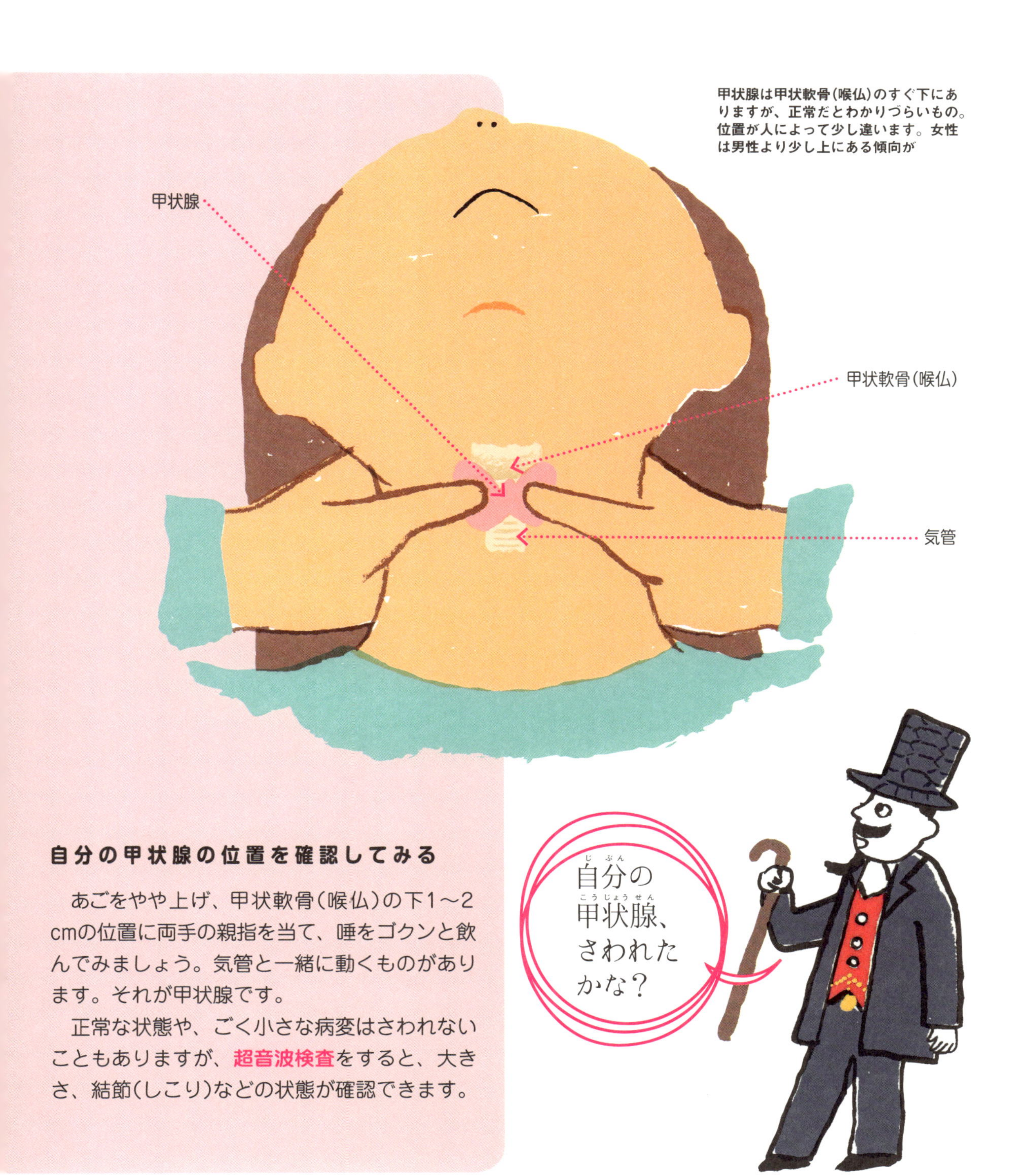


## 自分の甲状腺の位置を確認してみる

あごをやや上げ、甲状軟骨（喉仏）の下1～2cmの位置に両手の親指を当て、唾をゴクンと飲んでみましょう。気管と一緒に動くものがあります。それが甲状腺です。

正常な状態や、ごく小さな病変はさわれないこともありますが、**超音波検査**をすると、大きさ、結節（しこり）などの状態が確認できます。

# バセドウ病
Basedow's disease

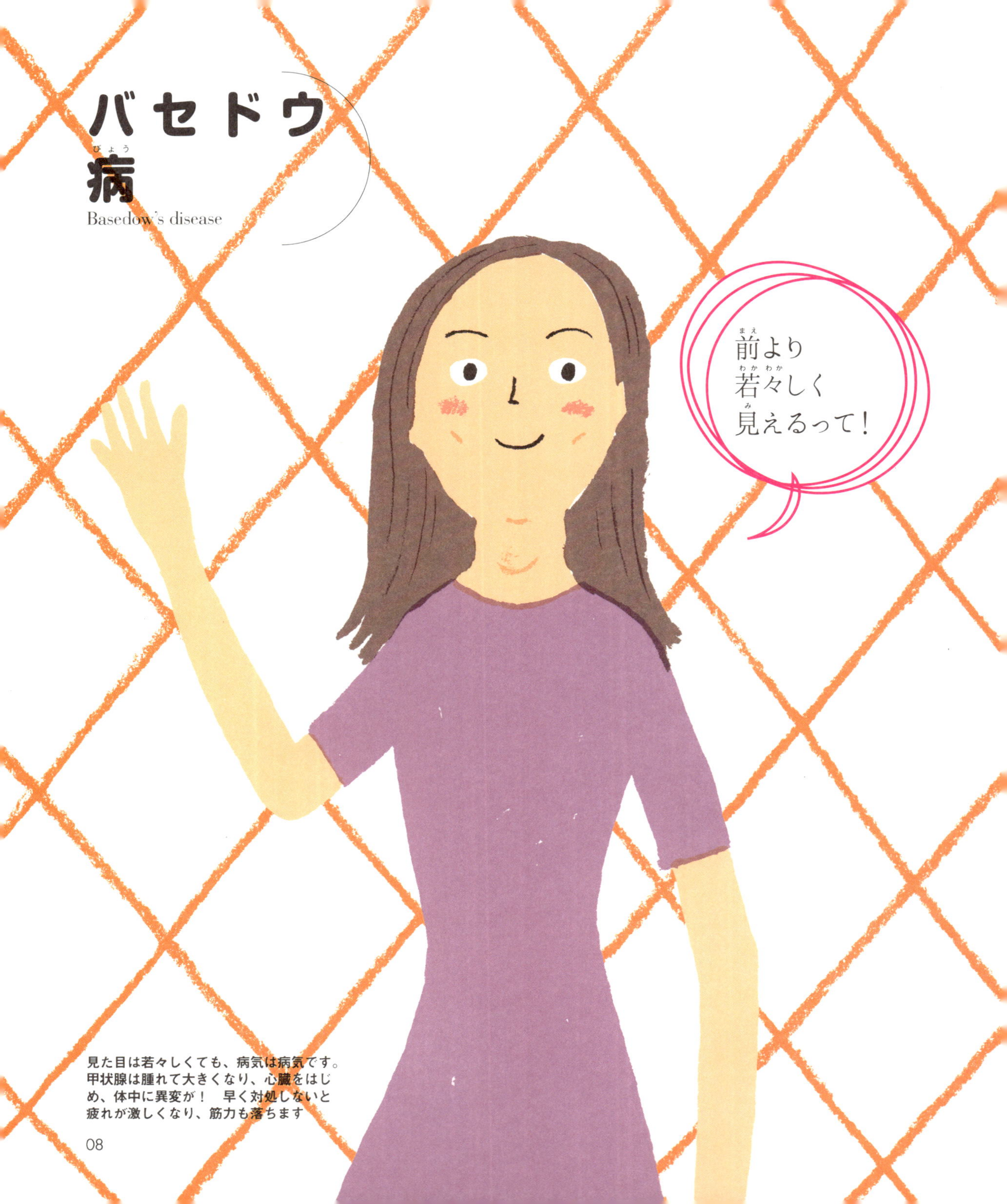


見た目は若々しくても、病気は病気です。甲状腺は腫れて大きくなり、心臓をはじめ、体中に異変が！　早く対処しないと疲れが激しくなり、筋力も落ちます

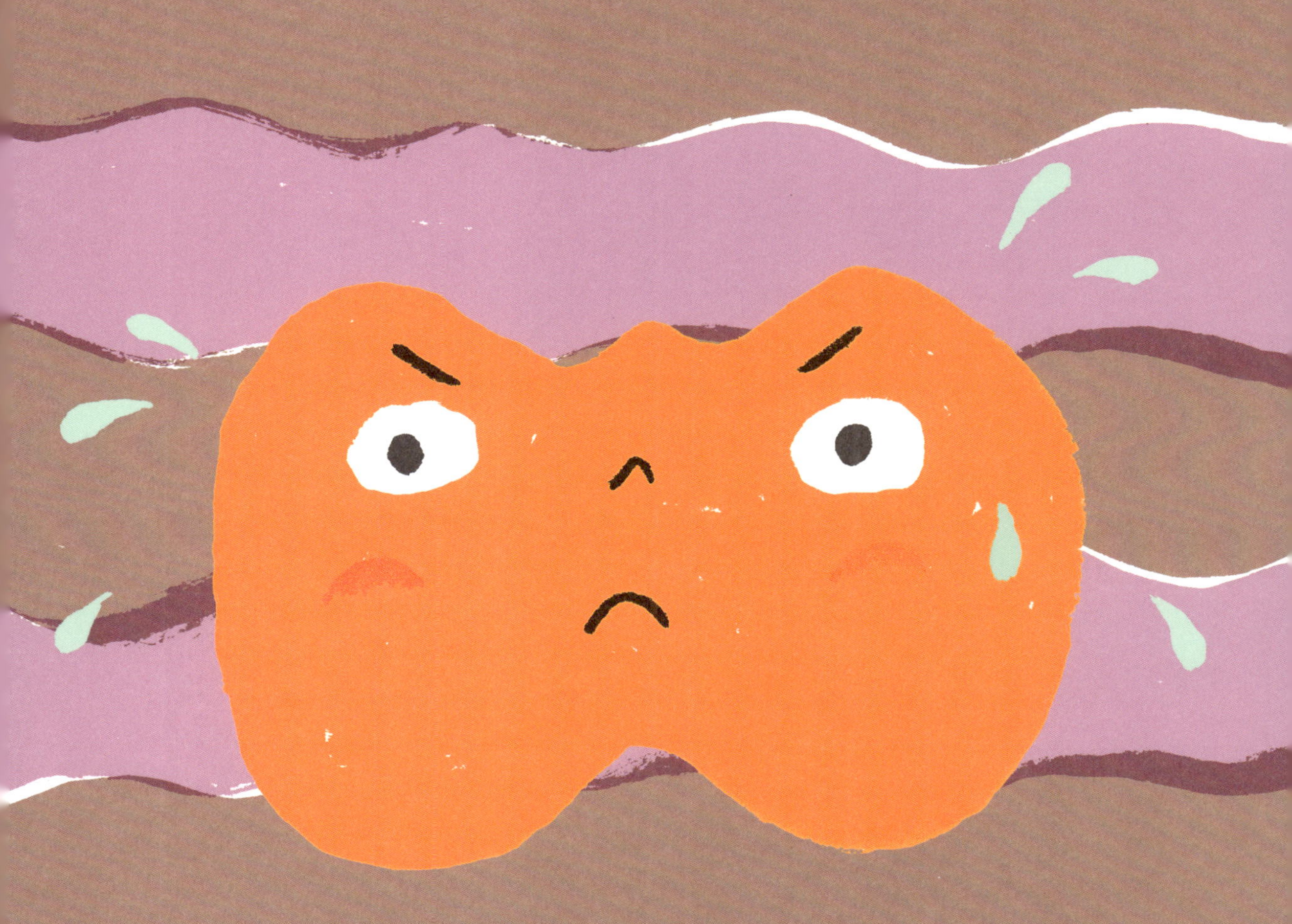

ボクは、君の肌をベルベットのように
滑らかにすることができる。
眼を大きく輝かせることもできるんだ。
でも、本当はそんないたずらはしたくない。
なぜなら、心臓がドキドキしたり、
指が震えることもあるからだ。
君たちはそのいたずらを、バセドウ病と呼んでいる。

# バセドウ病
Basedow's disease

「美人病」と
いわれることもある
バセドウ病。
甲状腺ホルモンが
過剰につくられています。

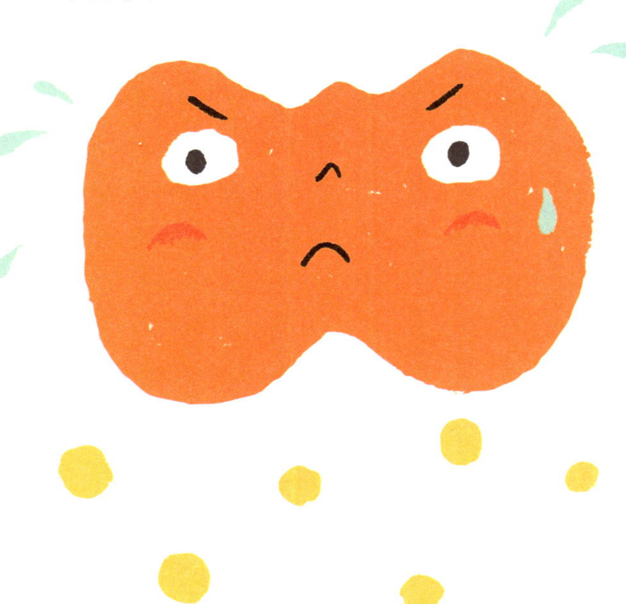

## バセドウ病とは？

バセドウ病は、甲状腺ホルモン値が高くなる**甲状腺中毒症**(P.20の図参照)のひとつです。甲状腺中毒症は**甲状腺機能亢進症**(こうしん)や**破壊性甲状腺炎**などが原因ですが、バセドウ病は甲状腺機能亢進症で、甲状腺ホルモンが過剰につくられています。

甲状腺ホルモン値が高くなると、右下のような症状が現れます。汗をかきやすく、皮膚がしっとり、きめが細かくなることから「ベルベットのような滑らかな肌」とたとえられたり、眼が輝きをもって大きくなるため、「美人病」といわれることもあります。しかし、もちろんこれは体には悪い状態で、常に興奮し、運動しているのと同じです。

健康な人は、脳の**下垂体**から分泌された**甲状腺刺激ホルモン(TSH)**が、甲状腺にあるTSH**受容体**と結合して甲状腺ホルモンの分泌を促します。ところがバセドウ病は、体の中で出現した**自己抗体**が、TSHの代わりにTSH受容体に結合して過剰に甲状腺ホルモンをつくってしまいます。本来、抗体とは外部から侵入してきた**ウイルス**などの異物を除去するためにつくられるものですが、病的な抗体は、もともとある体の一部(ここではTSH受容体)を異物と勘違いしてできた抗体なので、自己抗体と呼びます。バセドウ病は、自己抗体ができてしまったために起きる**自己免疫疾患**です。

治療方法は、薬(**抗甲状腺薬**)、手術、**放射性ヨード治療**があります。最初からどれかひとつを選ぶのではなく、薬から始めます。自己免疫疾患は厳しい言い方をすると治る病気ではないので、そのひとつであるバセドウ病も、治って薬をやめるという考え方はありません。つまり、薬を服用し、甲状腺ホルモン値が正常になれば薬を減らし、最終的に薬を服用しなくてもよい状態(**寛解**)を目指すことになります。しかし**難治性**で薬が減量できなかったり、そもそも薬にアレルギーがあって服用できなかったり、ほかの病気を合併しているとなると、手術や放射性ヨード治療という選択肢が出てきます。それぞれにメリット、デメリットがあるので、その人に合った治療方法を選択します。

甲状腺ホルモン値が高いときは常に体を動かしている状態と同じで、心臓などに負担がかかるため安静が必要です。正常化するまでは運動は控えてください。

### 甲状腺ホルモン値が高くなったときの主な症状など

- 疲れやすい
- 心臓がドキドキする
- 手足が震える
- 体重が減る
- 下痢をしやすくなる
- 甲状腺が腫れる
- コレステロール値が下がる　など

# 橋本病
Hashimoto's disease

ボクは甲状腺。
橋本病のハッシーはボクの友だち。
今日、ハッシーの家に行ってきた。
自己抗体ができ、リンパ球も集まってきて、
家がふくれ上がっていた。
昔と違うだろ？
君は気づいていたかい？

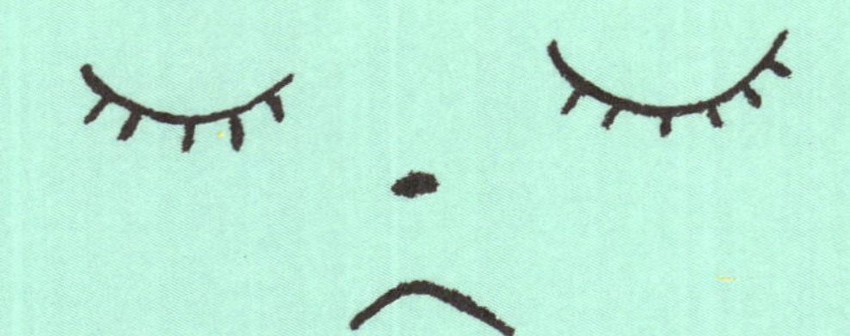

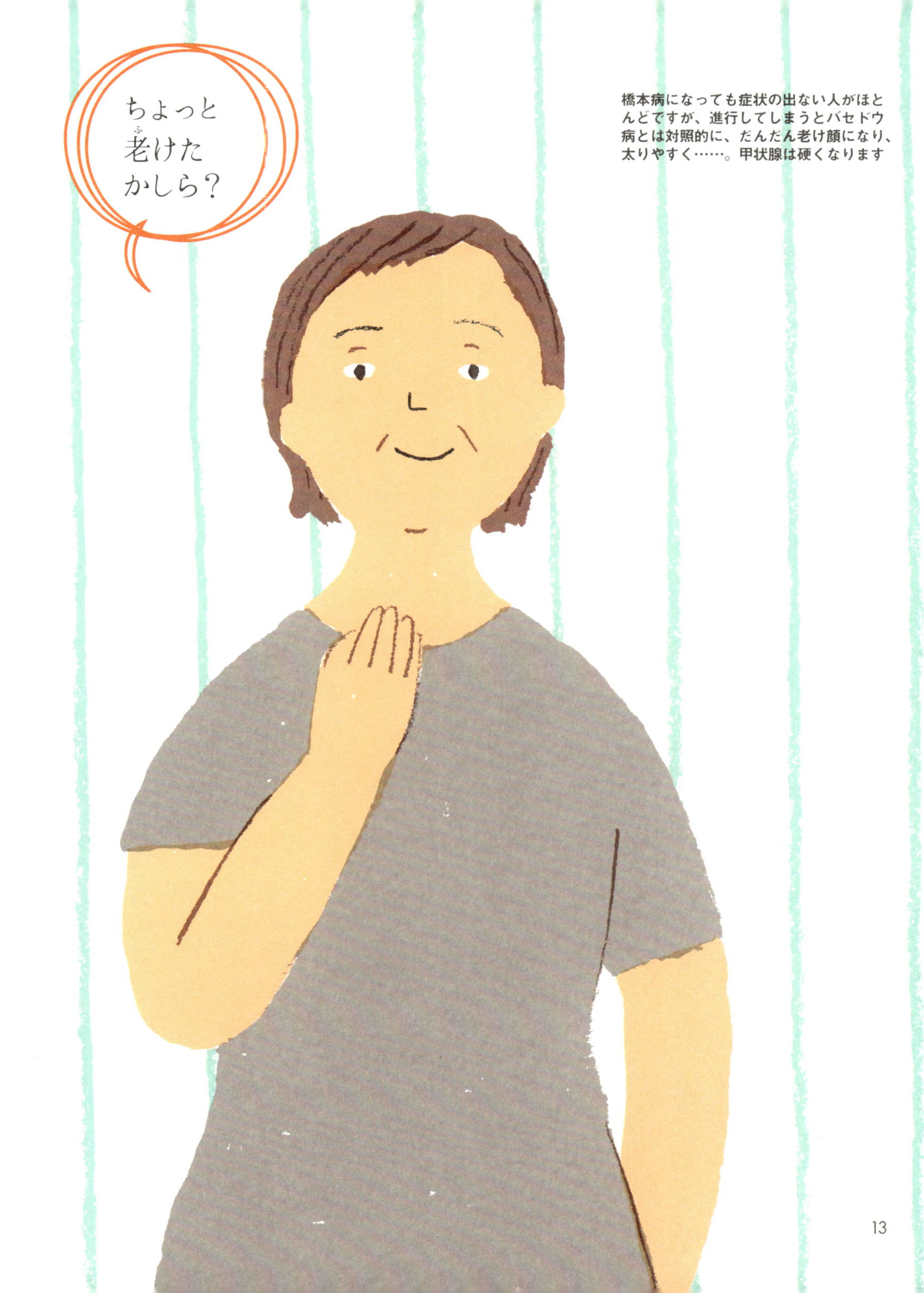


橋本病になっても症状の出ない人がほとんどですが、進行してしまうとバセドウ病とは対照的に、だんだん老け顔になり、太りやすく……。甲状腺は硬くなります

# 橋本病
Hashimoto's disease

更年期症状や認知症と
間違われがちな橋本病。
正確な診断をするためには、
まず検査を！

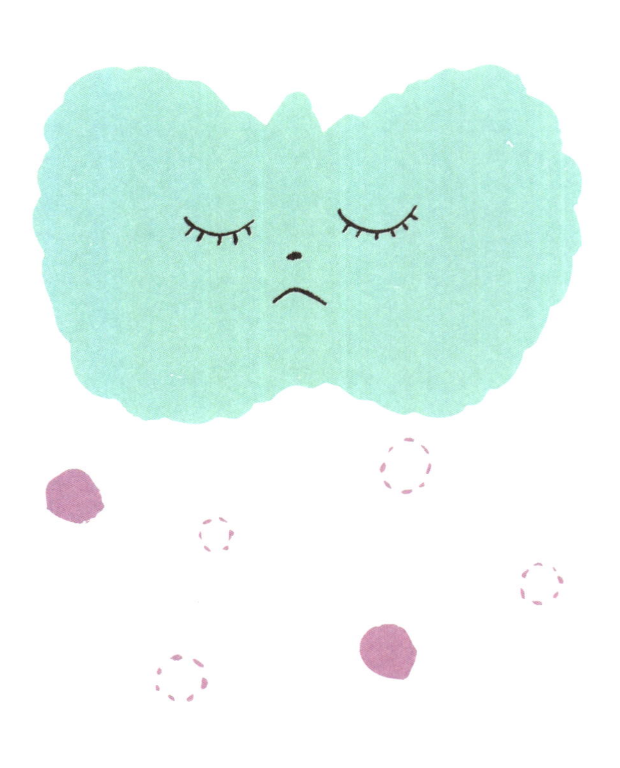

### 橋本病とは？

橋本病もバセドウ病と同じように、**自己免疫疾患**です。

橋本病は、甲状腺ホルモンの産生に関わる**サイログロブリン**というタンパク質や**甲状腺ペルオキシダーゼ**という酵素に対し抗体ができ、免疫を担当する**リンパ球**が出現して甲状腺全体が大きくなり(**びまん性甲状腺腫**)、細胞が壊されてしまう病気です。多くの場合、甲状腺ホルモン値は正常範囲なので、甲状腺が通常より大きくなっていること以外に症状はなく、老けて見えるということもありません。

一般的に、橋本病の抗体がある人のうち20%前後の人が、10年以内に甲状腺ホルモン値が低下する**甲状腺機能低下症**になります。そして、その状態が長く続くときや甲状腺ホルモンの不足が著しいときには、右上のような症状が現れることがあります。

しかし、甲状腺ホルモン値が正常になれば症状はなくなるので、ホルモン値の正常化を目標として**甲状腺ホルモン薬**を服用します。この薬はもともと体にある甲状腺ホルモンそのものですから、適量であれば副作用はほとんどありません。ただし、自己免疫疾患なので完治することはなく、**自己抗体**は消えません。

近視の人が眼鏡をかけても近視そのものが治るわけではありませんが、眼鏡をかけることによって普通の生活が送れるようになります。これと同じ考え方です。

**甲状腺ホルモン値が**
**低くなったときの主な症状など**

- 疲れやすい
- 気力がなくなる
- 寒さに弱い
- 皮膚が乾燥する
- 脈が遅くなる
- 体重が増える
- 便秘がちになる
- 甲状腺が腫れる
- コレステロール値が上がる　など

ひと言で言うと、元気がなくなる傾向があります。また、冷え症になったり、むくみが出たと感じる人がいます。まぶたや唇もむくむので顔つきが変わったり、舌や声帯がむくんだ結果、ろれつが回らなくなったり、声がハスキーになったりする人もいます。

ほかの病気と間違われやすく、長年、更年期のせいではないかと疑っていた不調や**認知症**だと思い込んでいた症状が、甲状腺ホルモン薬の投与により、短期間で改善された例も少なくありません。高コレステロール血症やうつ病がなかなかよくならず、対処法がわからないという場合も、一度、**甲状腺専門医**にみてもらったほうがいいでしょう。

私のお母さんも、
更年期じゃなくて
橋本病かも!?

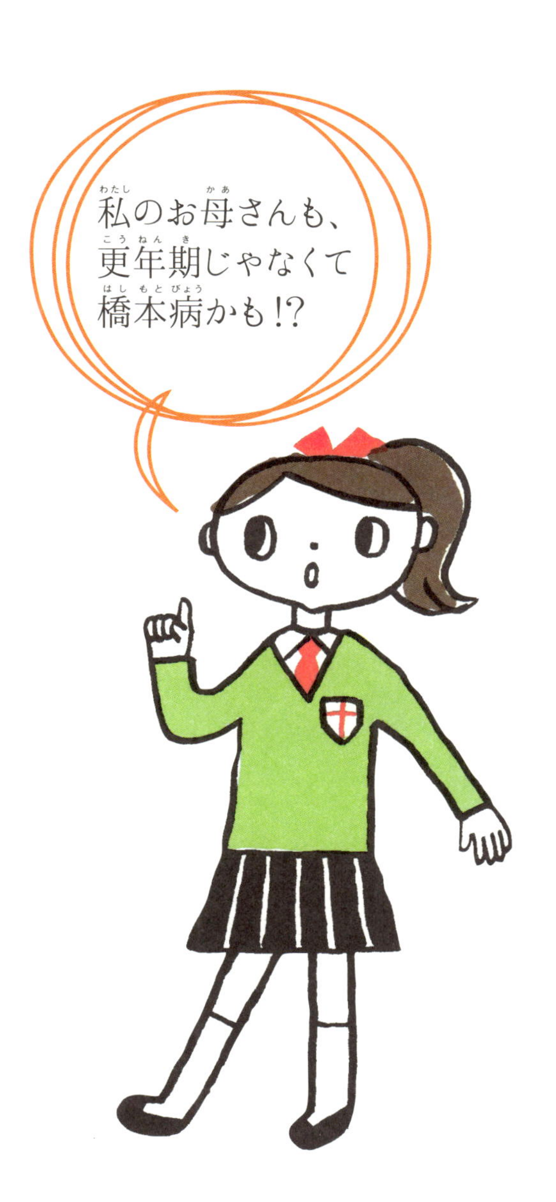

# 粘液水腫

Myxedema

橋本病のハッシーの
お姉さんは、
ちょっと意地悪なんだ。
普段は無口でおとなしいけれど、
たまに君たちを苦しめる。
眉毛を抜いたり、
物忘れをさせたり。
粘液水腫のことだ。

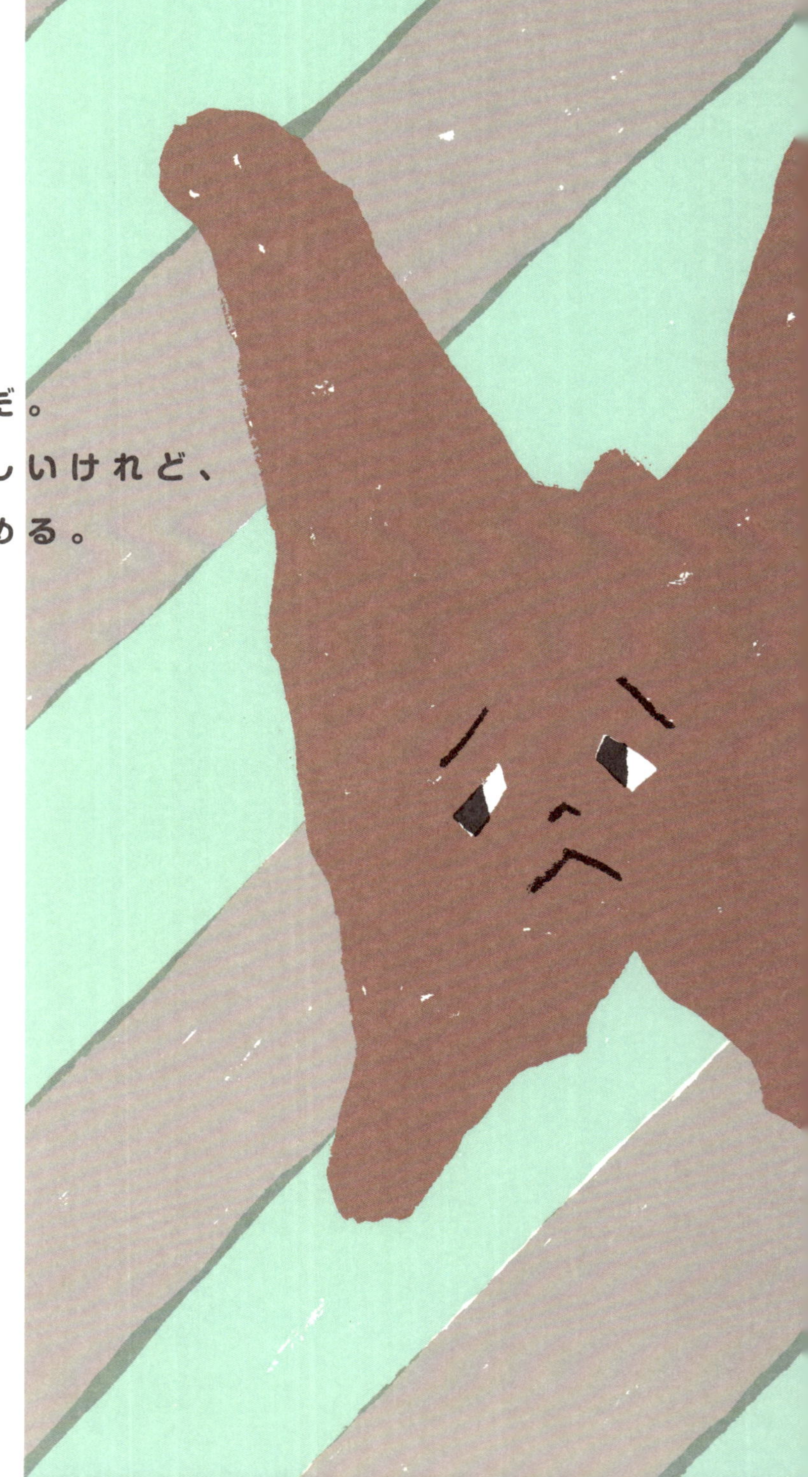

甲状腺ホルモン値が低下し続けて重症になると、甲状腺自体が瀕死の状態に。自力で動けないほど重体の場合もあり、救急車で病院に運び込まれるような事態に

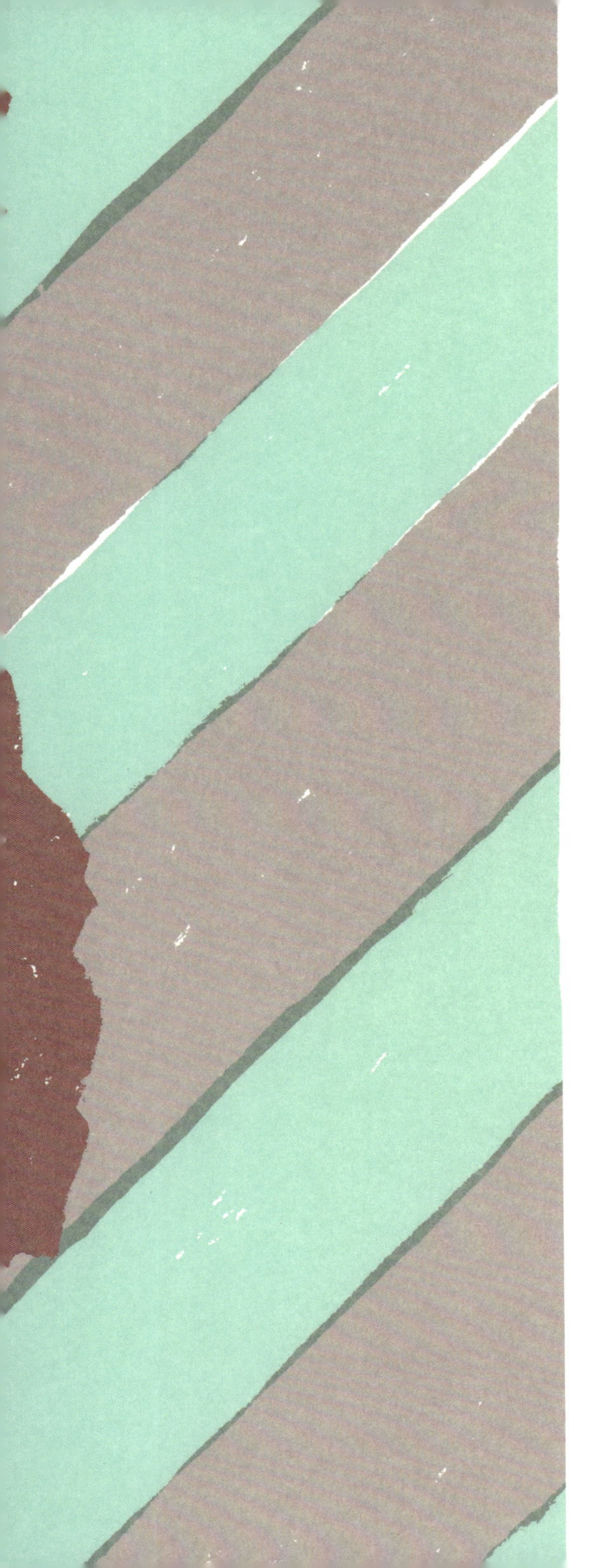

# 橋本病などが高度に進んだ甲状腺機能低下症として発症。
# とても稀(まれ)な病気ですが、命に関わることもあります。

### 粘液水腫とは？

甲状腺ホルモンの値が著しく低下したために、体温や血圧が下がり、息苦しいといった全身の症状が出現し、朦朧(もうろう)としたり、意識がなくなる（粘液水腫性昏睡(こんすい)）こともあります。

顔つきが特徴的で、無気力な印象になり、顔面（特に眼のまわり）がむくみ、鼻が低く、唇が厚く、舌が大きく、眉毛の外側が薄くなります（粘液水腫顔貌）。

顔以外の四肢、特に**脛骨**(けいこつ)前面においてもむくみが出ます。水分がたまる一般的なむくみとは異なり、**ムコ多糖類**という物質がたまっているため、指で押した痕（指圧痕）が残らないことが特徴です。粘液水腫の病態が脛骨の前に局所的に現れる前脛骨粘液水腫は、**甲状腺機能低下症**のない橋本病やバセドウ病でも出現することがあり、**自己抗体**によるためと考えられています。

悪化すると死に至ることもありますが、甲状腺機能低下症の適切な治療をしていれば発症することはありません。

# 無痛性甲状腺炎

Painless thyroiditis

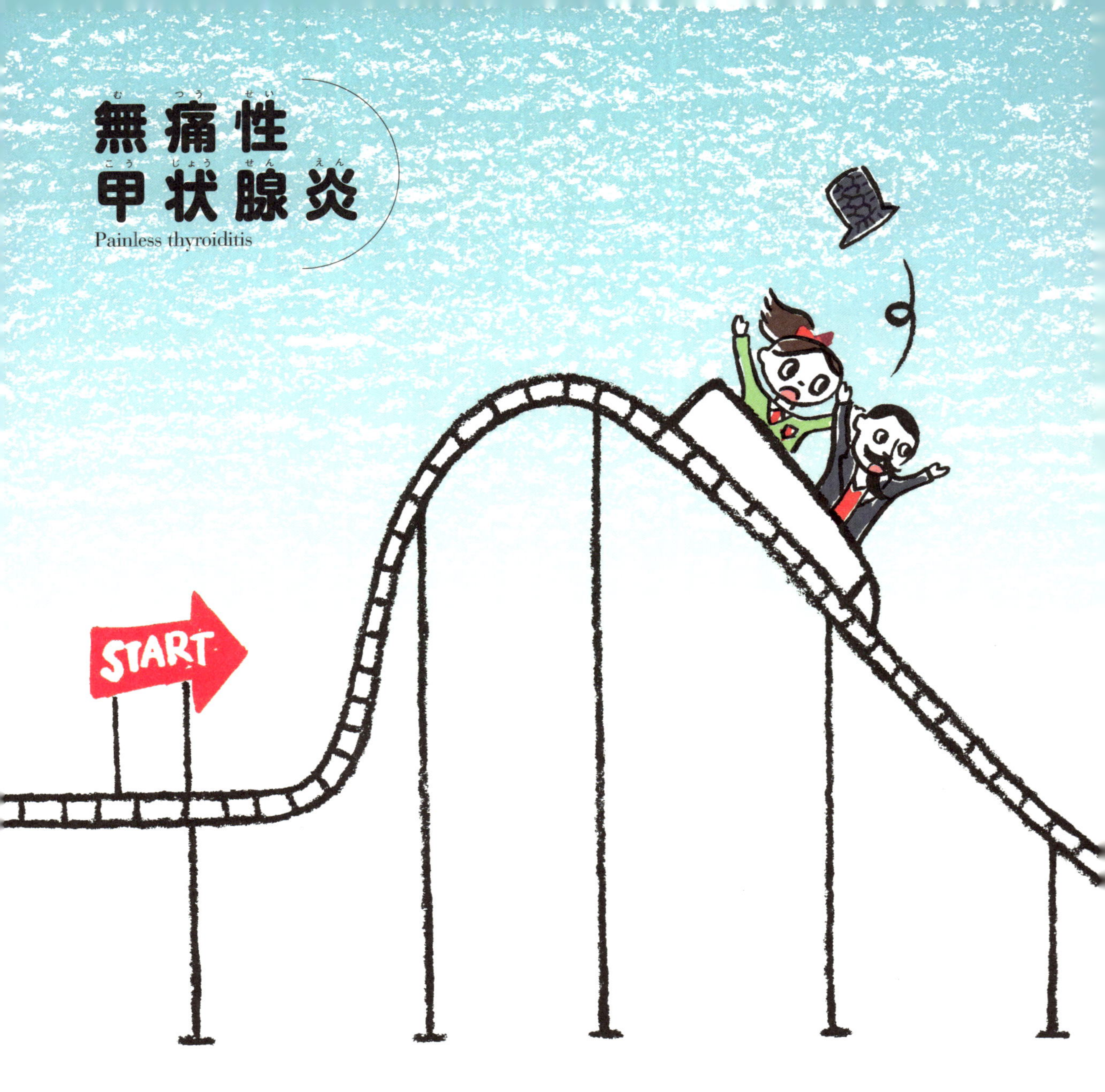


甲状腺ホルモンの値が、上がったり下がったりする病気があります。病気が治ると再び元の正常な数値に戻るのですが、その間、症状が現れないこともあります

ジェットコースターだ。
ハッシーが見ている前で、
高いところから急降下！
でも、ちゃんと元の位置まで戻れた。
痛くも怖くもないはず。
無痛性甲状腺炎だから。

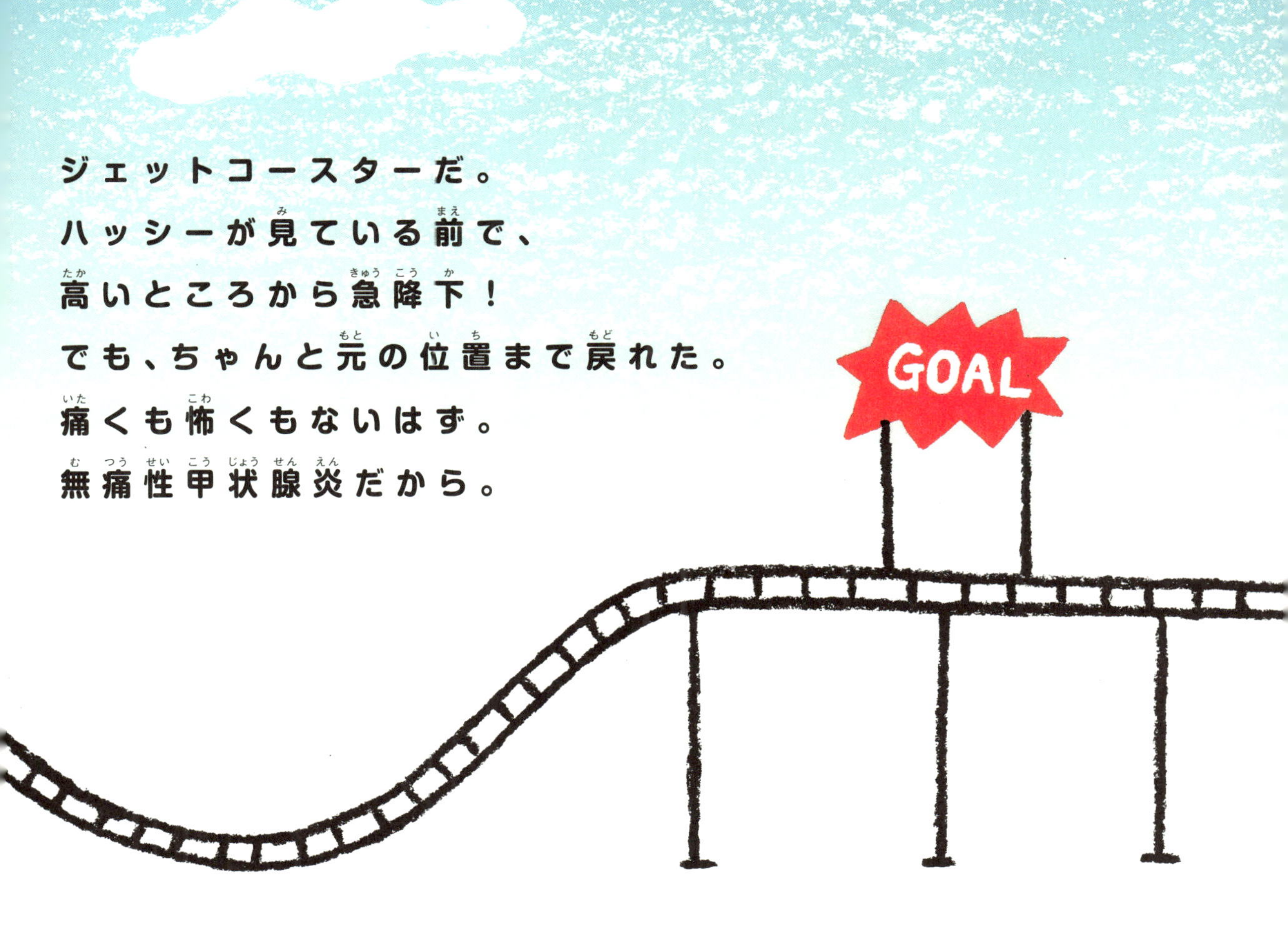

# 無痛性甲状腺炎
Painless thyroiditis

## 甲状腺ホルモンの数値が乱高下！でも、ほとんどの人は治療せずに元に戻ります。

### 無痛性甲状腺炎とは？

甲状腺には、もともと甲状腺ホルモンをつくる工場の働き（産生）とそれをたくわえておく倉庫の働き（貯蔵）があります。つくってたくわえて、血液中に放出するのです（図A）。ところが、このシステムに支障が生じて、甲状腺ホルモン値が高くなってしまう病気があります。P.10に出てきた**甲状腺中毒症**で、**甲状腺機能亢進症**や**破壊性甲状腺炎**などが原因です。

### 甲状腺ホルモン値が高くなるメカニズム

甲状腺機能亢進症における異常は、甲状腺ホルモンの分泌（産生+貯蔵+放出）の「産生」が過剰なことですが、破壊性甲状腺炎における異常は、「貯蔵」と「放出」に原因があります

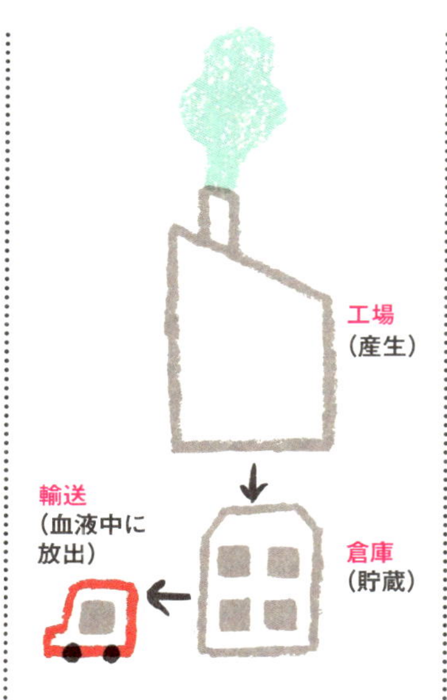


A. 正常な分泌

甲状腺中毒症

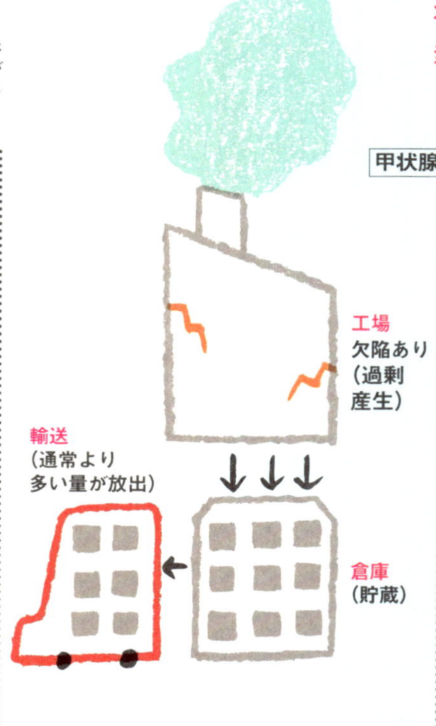


B. 甲状腺機能亢進症

- バセドウ病
- 妊娠性一過性甲状腺機能亢進症
- 自律性機能性甲状腺結節

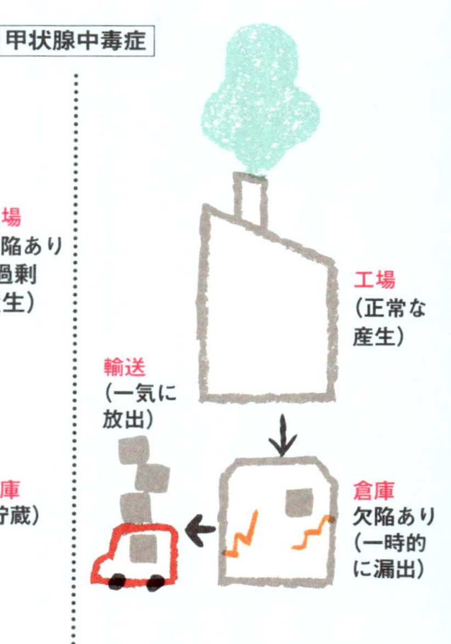


C. 破壊性甲状腺炎

- 無痛性甲状腺炎
- 亜急性甲状腺炎
- 橋本病急性増悪

まず、バセドウ病に代表される甲状腺機能亢進症は、工場でたくさんホルモンをつくり、そのたくわえも増え、血液中にもたくさん放出します(図B)。

一方、無痛性甲状腺炎に代表される破壊性甲状腺炎は、工場でつくられる甲状腺ホルモンが多いのではなく、たくわえられた甲状腺ホルモンが一時的に血液中に漏出した状態です(図C)。

治療しないと改善しないバセドウ病と違い、無痛性甲状腺炎は、たくわえられた甲状腺ホルモンがなくなると甲状腺ホルモン値は下がってきて、その後、工場がしっかり働いてくれれば、治療をしなくても数カ月後には元に戻ります。

無痛性甲状腺炎は橋本病に合併したり、出産後に起こりやすい病態です。

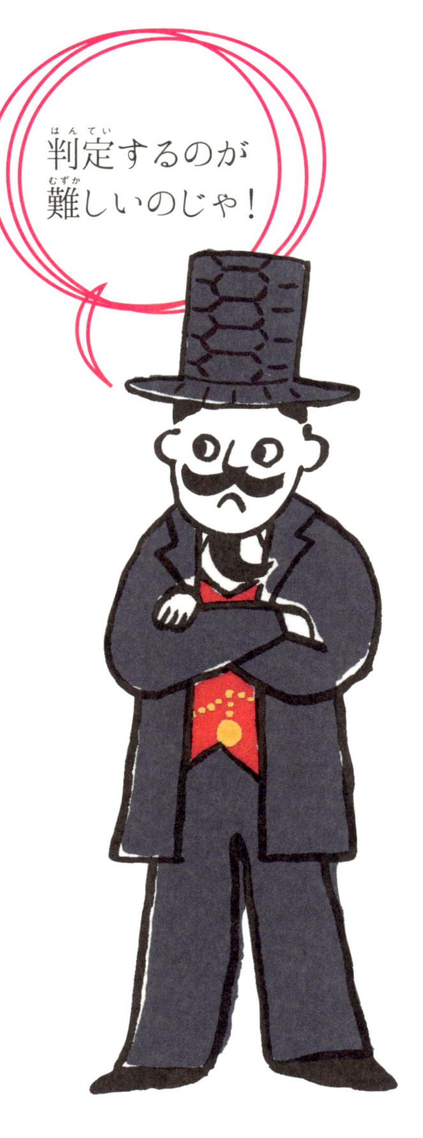


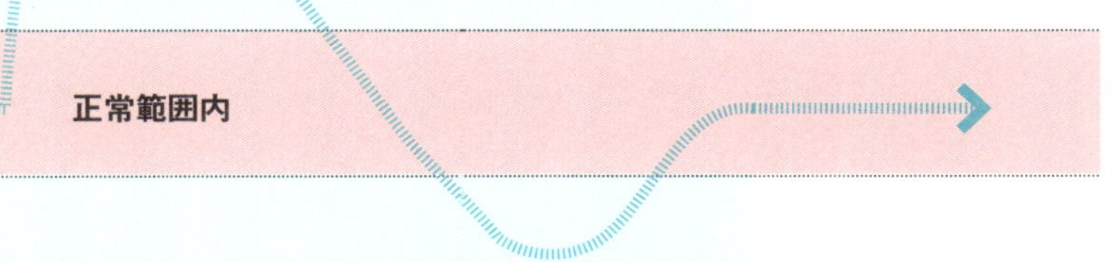


甲状腺ホルモン値が高い時期に抗甲状腺薬を服用してしまうと、引き続き起こる一時的な低下が助長され、回復しなくなることがあるので、注意が必要

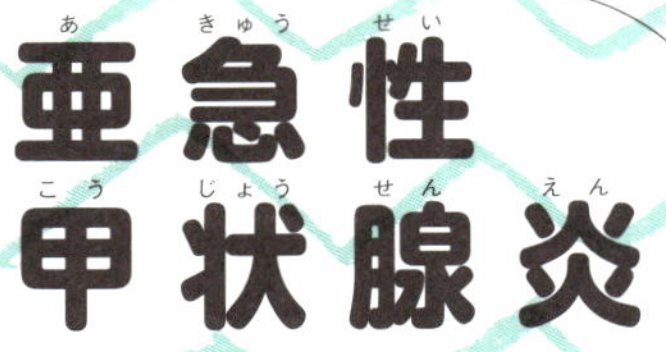

# 亜急性甲状腺炎

Subacute thyroiditis

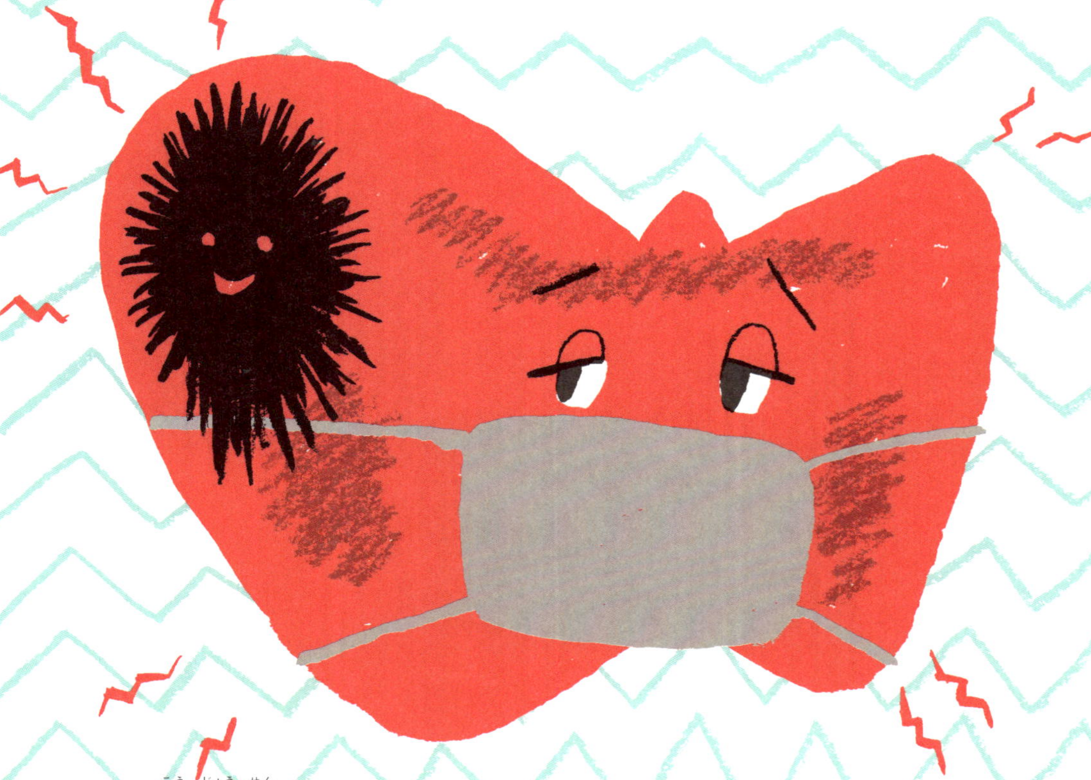

ボクは甲状腺。
風邪を引いてしまった。
ウイルス感染だ。
熱もあるし、とても痛いよ。
ボクの体に詰まっている甲状腺ホルモンがジャジャ漏れだ。
そう、君たちを騒がせたのは、亜急性甲状腺炎だ。

風邪だと思っていたら……。
甲状腺にウイルスが入り込んで、亜急性甲状腺炎に。
痛みがあっても、治るから安心して！

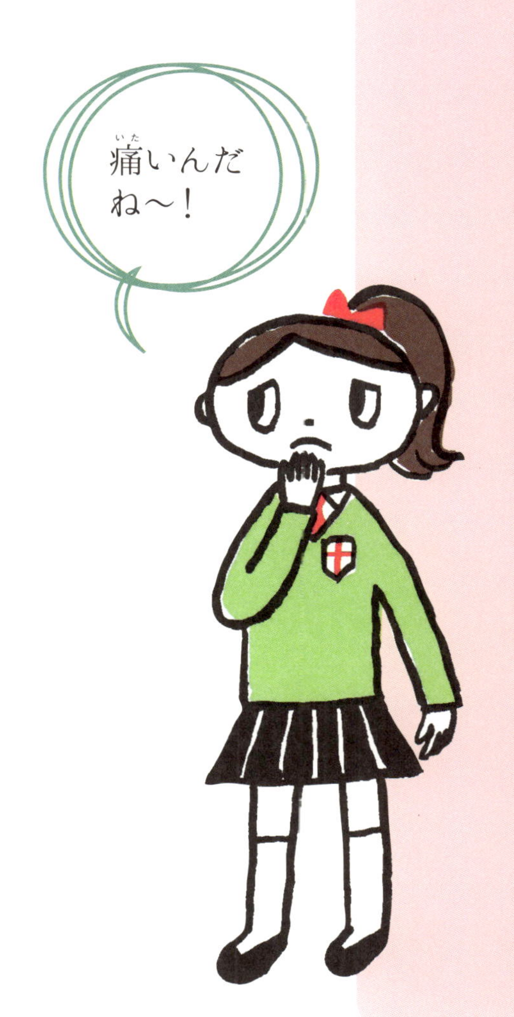


**亜急性甲状腺炎とは？**

風邪に引き続き、**ウイルス**に甲状腺が感染した**炎症性疾患**とされている亜急性甲状腺炎。無痛性甲状腺炎と同じ**破壊性甲状腺炎**の一種なので、P.21の図のように上下に大きく甲状腺ホルモン値が推移し、元に戻ります。

でも、無痛性甲状腺炎と違う点は、甲状腺に痛みを伴うことです。**超音波検査**では、痛みのあるところに一致して黒い特徴的な影が見られます。痛みが反対側に移動する**クリーピング現象**も、この病気ならでは。フリッツ・ド・ケルバンが発見したので、かつてはド・ケルバン甲状腺炎と呼ばれ、奇病として扱われていました。風邪を引いたときには時間とともに鼻水、咽頭痛、咳（せき）、痰（たん）と症状に変化がありますが、これはウイルスに対する抗原抗体反応の場が変わるため。クリーピング現象も、甲状腺内での反応の場が時間とともに移り変わることによって起こるものと考えられます。

痛みが強いときは**副腎皮質ホルモン薬**が効きますが、早く薬を止めてしまうと再発する恐れがあるので、２～３カ月かけてゆっくり減量しながら治療します。

# 妊娠性一過性甲状腺機能亢進症

Gestational transient hyperthyroidism

妊婦の甲状腺ホルモン値は、
胎児のためには
少し高めのほうがいいのです。

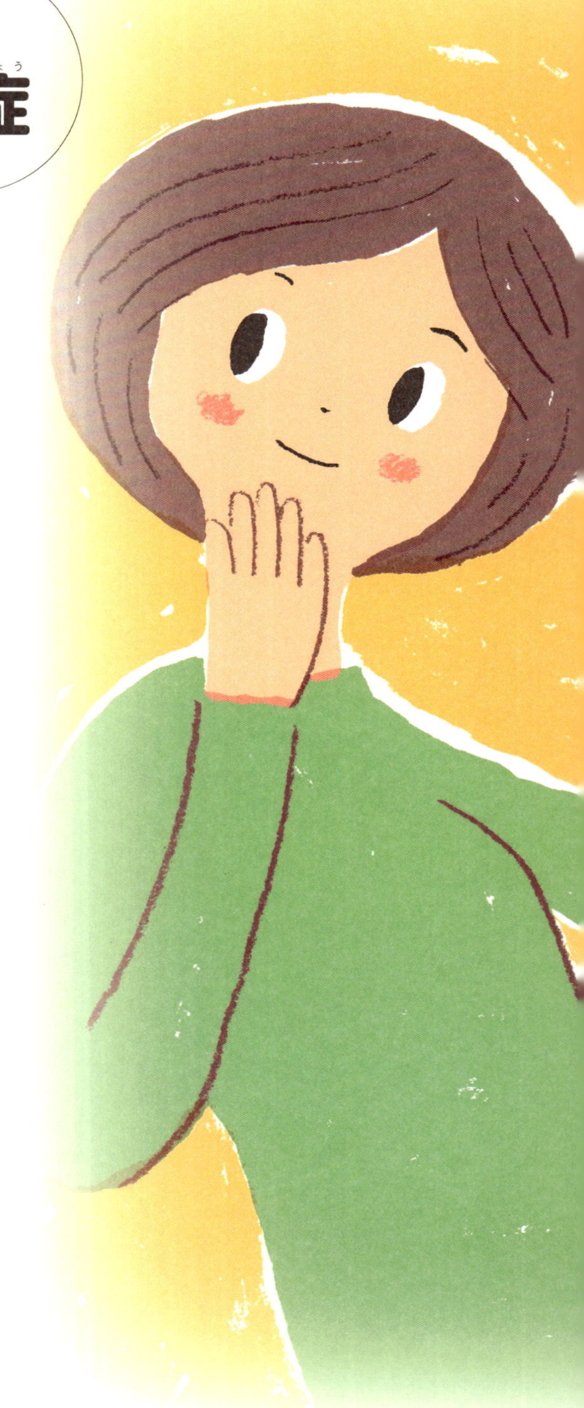

**妊娠性一過性甲状腺機能亢進症とは？**

妊娠初期、胎児は自分で甲状腺ホルモンをつくれないので、母体からの提供を待っています。人間の体はうまくできていて、甲状腺ホルモンが不足しないよう妊娠7～15週にかけて、母体の甲状腺機能が少し亢進した状態になる場合があります。この時期を過ぎる頃には胎児の甲状腺が働き出し、母体が**甲状腺機能亢進症**である必要がなくなり、元に戻ります。

このように妊娠初期に一時的に甲状腺機能が亢進する状態を、妊娠性一過性甲状腺機能亢進症といいます。亢進する仕組みは、妊娠中上昇する**ヒト絨毛性ゴナドトロピン（hCG）**というホルモンが**甲状腺刺激ホルモン（TSH）**と似た構造を持っていて、わずかながらTSHと同様に甲状腺機能を亢進させるのです。

一方、hCG値が高い人はつわりがひどくなりやすいのですが、つわりのために体調が悪くても、甲状腺ホルモンは胎児のためにしっかり確保されていることになります。

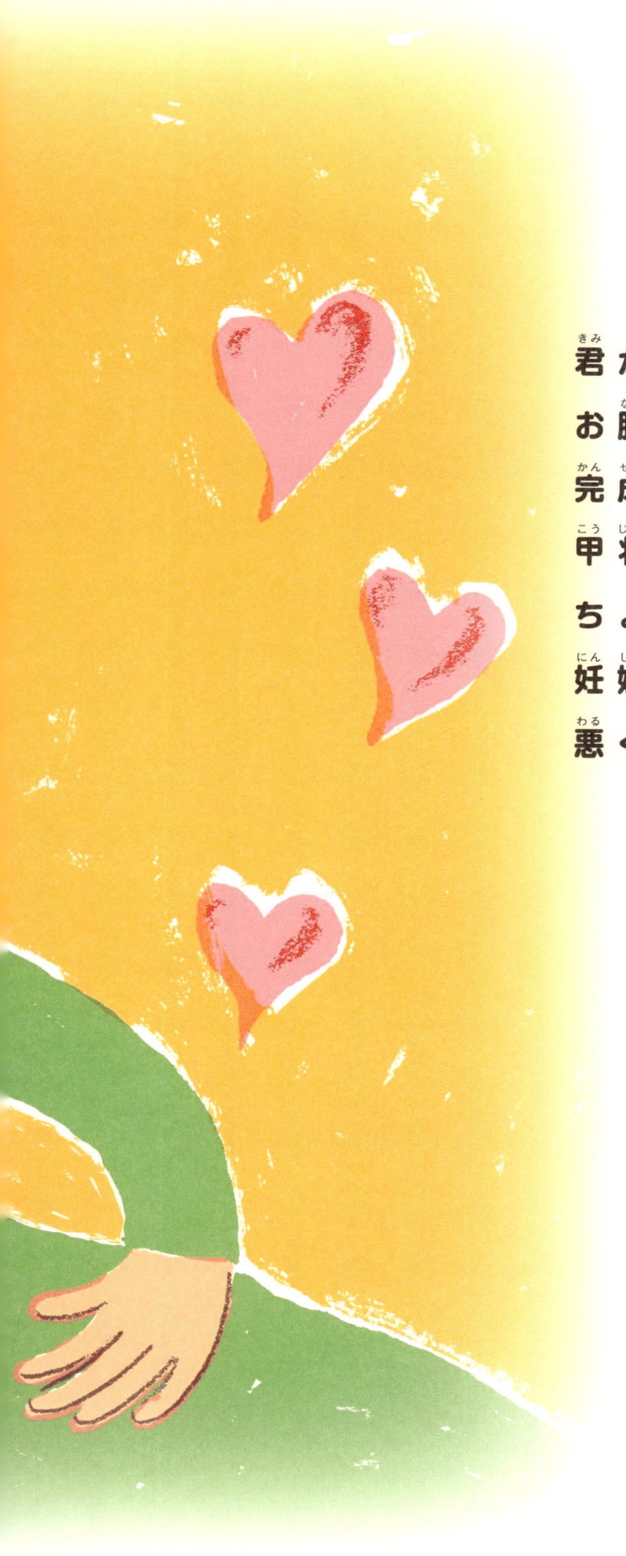

君が妊娠したって？
お腹の赤ちゃんの甲状腺が
完成するまで、
甲状腺ホルモンを
ちょっと多めにつくっておくね。
妊娠性一過性甲状腺機能亢進症も
悪くないだろ？

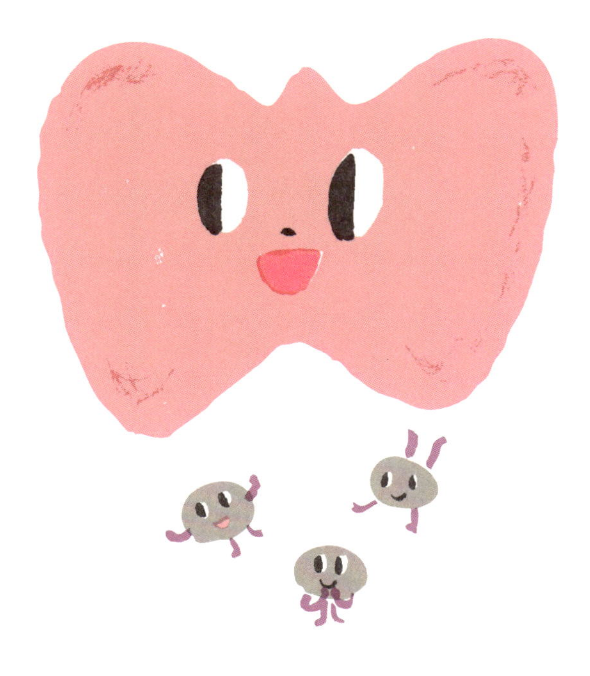

# 腺腫様甲状腺腫

Adenomatous goiter

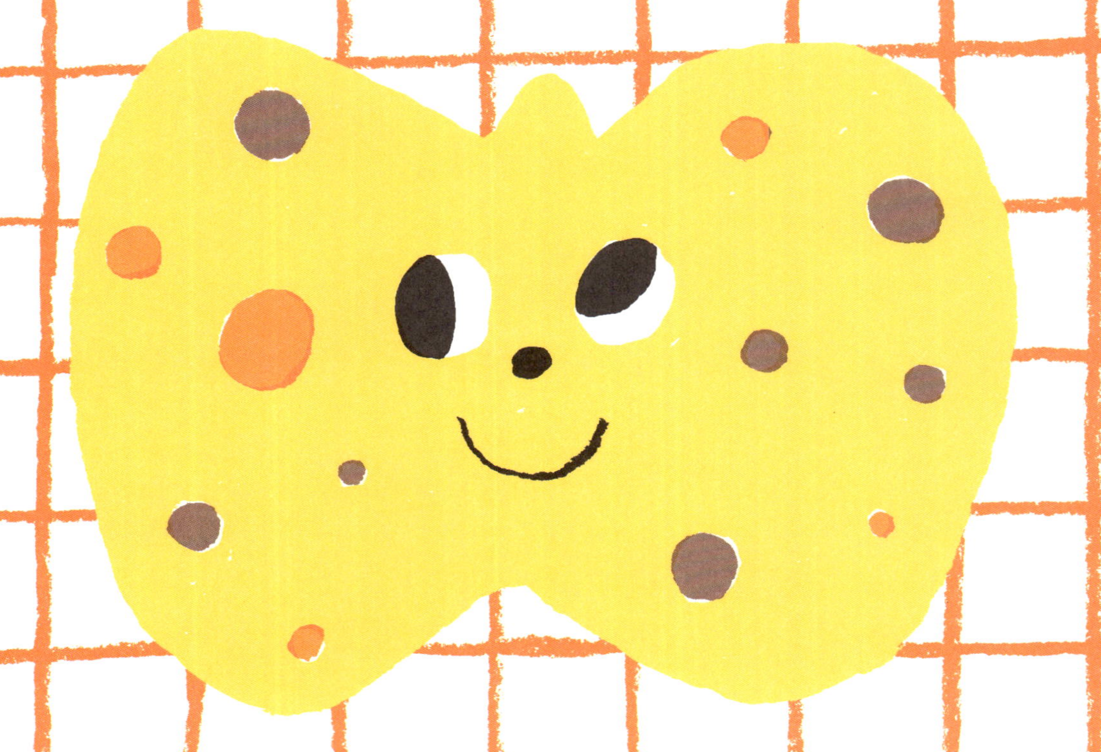

風変わりな友だちがやって来た。
腺腫様甲状腺腫はおかしな顔をしているけれど、
悪いヤツではないんだ。
いつまでもいい仲間でいようね。

# しこりを見つけてもあわてないで！
# 良性だから、そのまま経過をみながら判断を。

### 腺腫様甲状腺腫とは？

甲状腺に結節（しこり）ができた状態を、総じて**結節性甲状腺腫**と呼びますが、腺腫様甲状腺腫はその一種。

結節性甲状腺腫の分類方法はふたつあります。ひとつめは**変性疾患**と**腫瘍**に分けること、ふたつめは良性と悪性に分けることです。変性疾患は本来体に備わっていた細胞が形を変えたもので、良性です。一方、腫瘍は自分勝手に増え続けます（自律性増殖）。そのとき周囲の組織に浸潤したり、ほかの臓器に転移したり、またはその可能性があるものが悪性腫瘍であり、ないものが良性腫瘍です。

検査方法としては、**超音波検査**や**CT検査**、**MRI検査**と**細胞診検査**があります。ところが、これらの術前検査では良性の腫瘍である**濾胞腺腫**は変性疾患と区別できず、手術して切除した腫瘤全体を顕微鏡で詳しくみる組織診断に委ねるしかありません。しかし濾胞腺腫も変性疾患も良性なので、治療目的の手術はせず、両者を区別しないまま経過を観察することになります。

つまり変性疾患か腫瘍かではなく、良性か悪性かを区別することが重要になります。良性の結節性甲状腺腫は、下記の場合でなければ、そのままの状態で長い付き合いになります。

### 結節性甲状腺腫の種類

| 良性／悪性 | 種類 | 変性疾患／腫瘍 |
|---|---|---|
| 良性 | 嚢胞 | 変性疾患 |
| 良性 | 腺腫様結節 | 変性疾患 |
| 良性 | 腺腫様甲状腺腫 | 変性疾患 |
| 良性 | 濾胞腺腫 | 腫瘍 |
| 悪性 | 乳頭がん | 腫瘍 |
| 悪性 | 濾胞がん | 腫瘍 |
| 悪性 | 低分化がん | 腫瘍 |
| 悪性 | 髄様がん | 腫瘍 |
| 悪性 | 未分化がん | 腫瘍 |
| 悪性 | 悪性リンパ腫 | 腫瘍 |

### 良性の結節性甲状腺腫でも手術を必要とする場合

- 超音波検査、細胞診検査などでがんの疑いがある場合
- 結節径が大きい（通常4～5cmを超えた場合）、または急激に大きくなった場合
- 結節が神経や血管、気管などを圧迫している場合
- 結節が胸の奥にまで進展している場合（縦隔内進展）
- 血中サイログロブリン値が1000ng/mL以上の場合
- 結節が甲状腺ホルモンを分泌し、甲状腺機能亢進症を有する場合（自律性機能性甲状腺結節→P.28）
- 不安が強い、定期的検査ができない、美容上などの理由で手術したほうがよいと判断した場合

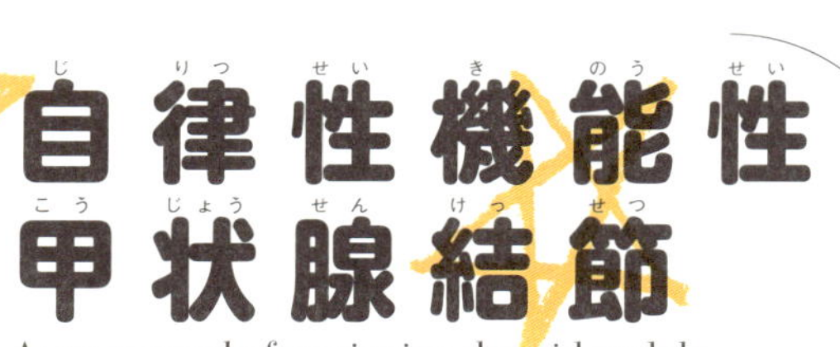

# 自律性機能性甲状腺結節

Autonomously functioning thyroid nodule

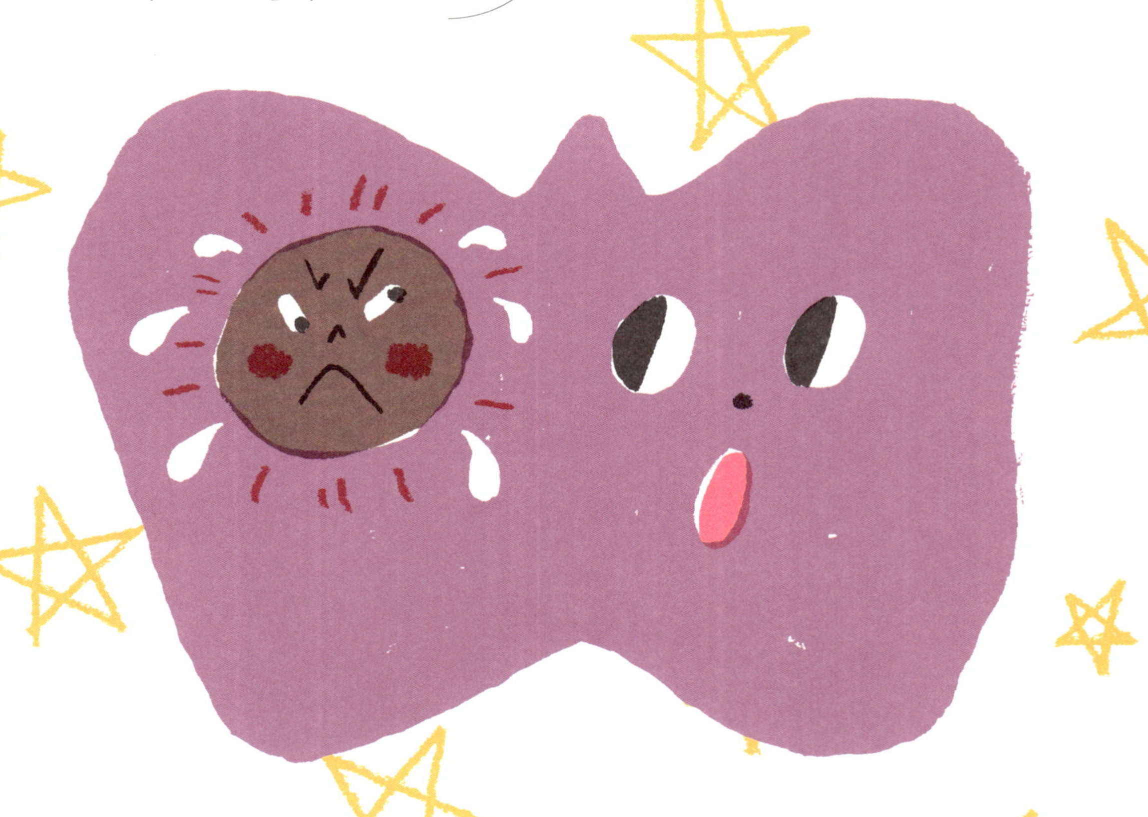

友だちがもう一人やって来た。

怒っているのか？

ホルモンを撒き散らして、なんだか苦しんでいる。

自律性機能性甲状腺結節だね。

# 結節から甲状腺ホルモンが過剰分泌！手術が必要な場合もあります。

### 自律性機能性甲状腺結節とは？

甲状腺にできた結節(しこり)が、甲状腺ホルモンを過剰につくり出して**甲状腺機能亢進症**を呈することがあり、これを自律性機能性甲状腺結節と呼びます。

本来、甲状腺ホルモンは、調整機構(P.36〜37)によって好ましい数値に保たれているのですが、自律性機能性甲状腺結節はその調整機構に影響されず、「自律的」に結節がホルモンを過剰に分泌している状態です。

この自律性機能性甲状腺結節は、甲状腺ホルモンを過剰につくり出す、という性質を持っている**結節性甲状腺腫**ですが、悪性であることは稀です。しかし良性であっても手術をすることがあります(P.27)。治療の目的は過剰なホルモン産生をなくすことで、結節を切除する手術だけでなく、結節は残っても過剰産生を抑える**放射性ヨード治療**、**経皮的エタノール注入療法**を行うこともあります。治療後に正常な甲状腺が十分残っていれば、甲状腺機能が低下することはなく、ホルモン補充療法も必要ありません。

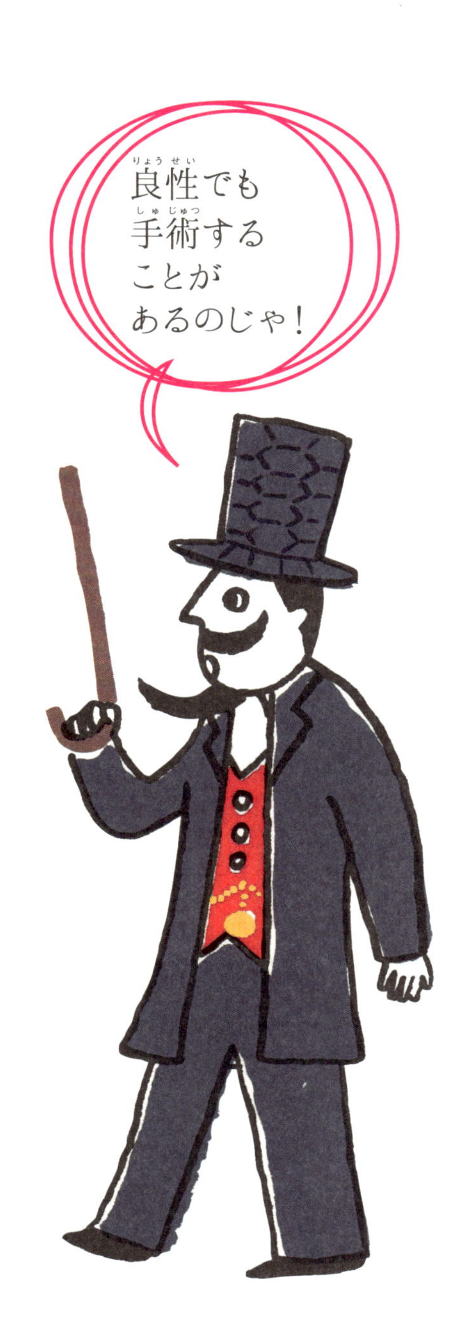

# 甲状腺乳頭がん

Papillary adenocarcinoma of the thyroid gland

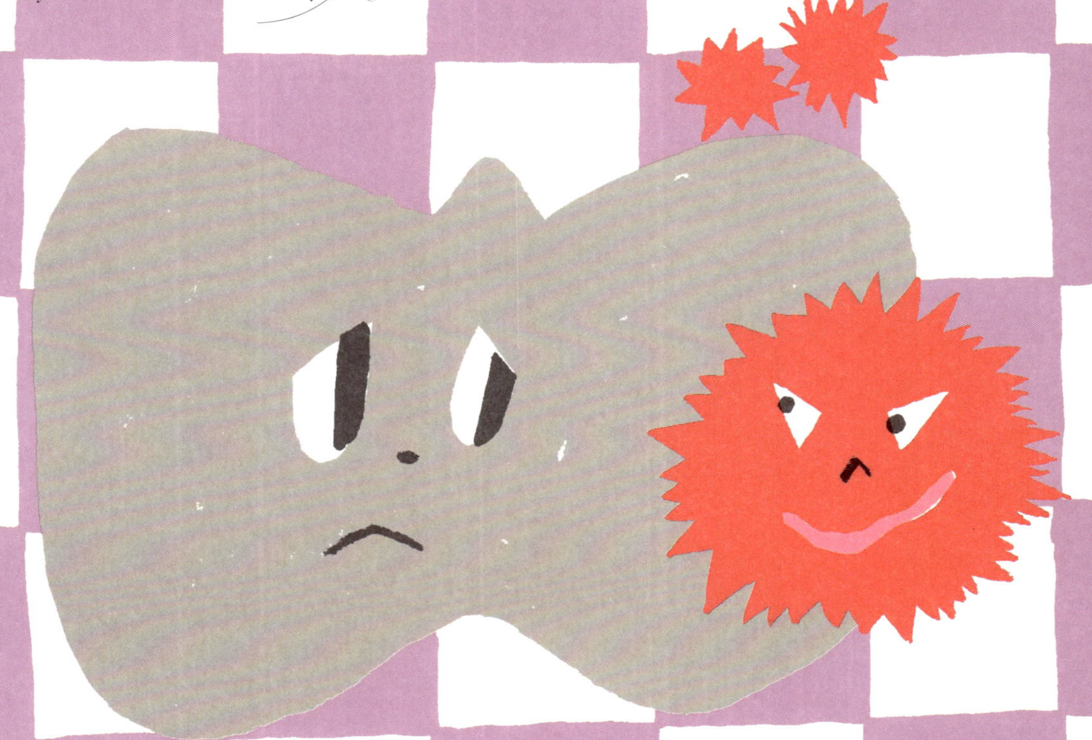

遂に来た甲状腺乳頭がん。

ボクをいじめに来たんだ。

でも負けない。

こいつを切り取ってくれるドクターが頼みだ。

## がんだからと驚かないで！
## 9割以上は、進行が遅く、命にはほとんど影響しない
## 甲状腺乳頭がんです。

### 甲状腺乳頭がんとは？

甲状腺がんには、いくつかの種類があります(P.27の表参照)。

極めてタチの悪い未分化がんも存在しますが、その頻度は低く、9割以上が比較的おとなしい乳頭がんです。このがんは濾胞(ろほう)がんと異なり、**超音波検査**と**細胞診検査**でほぼ診断がつきます。

1cm以下の微小がんのほとんどはそれ以上大きくならず、生命の危険の少ない超低リスクの乳頭がんでは、手術をせず定期的に経過をみるという選択もあります。比較的進行していない低リスクの乳頭がんに対してはがんのある側の**葉部**と**峡部**の切除+**所属リンパ節郭清**を、高リスクの乳頭がんに対しては甲状腺全摘+所属リンパ節郭清を、そしてその後、必要に応じて**放射性ヨード治療**を行います。超低、低、高リスクのいずれにも該当しない中リスクの乳頭がんは、個々の病態から判断します。

### 超低リスクの甲状腺乳頭がん

以下のすべてがあてはまる甲状腺乳頭がんは超低リスクです。

- 腫瘍径が1cm以下
- 甲状腺外に浸潤がない
- リンパ節転移がない
- 遠隔転移がない

### 低リスクの甲状腺乳頭がん

以下のすべてがあてはまる甲状腺乳頭がんは低リスクです。

- 腫瘍径が1cm超、2cm以下
- 甲状腺外に浸潤がない
- リンパ節転移がない
- 遠隔転移がない

### 高リスクの甲状腺乳頭がん

以下のどれかがあてはまる甲状腺乳頭がんは高リスクです。

- 腫瘍径が4cm超
- 甲状腺・転移リンパ節外に**高度浸潤**している
- **高度リンパ節転移**がある
- 遠隔転移している

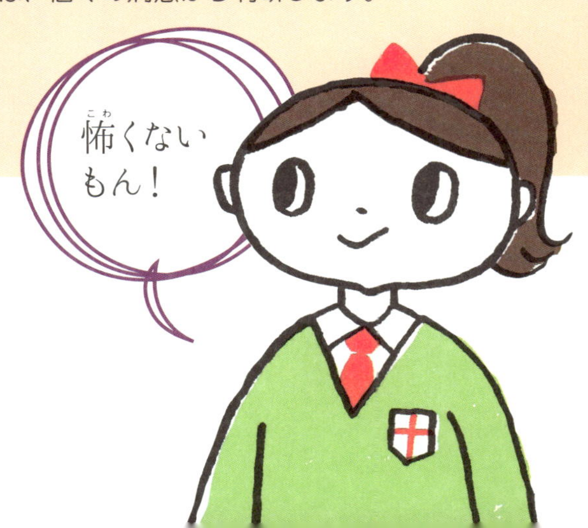

# 海藻は苦手だ！

I don't like seaweeds!

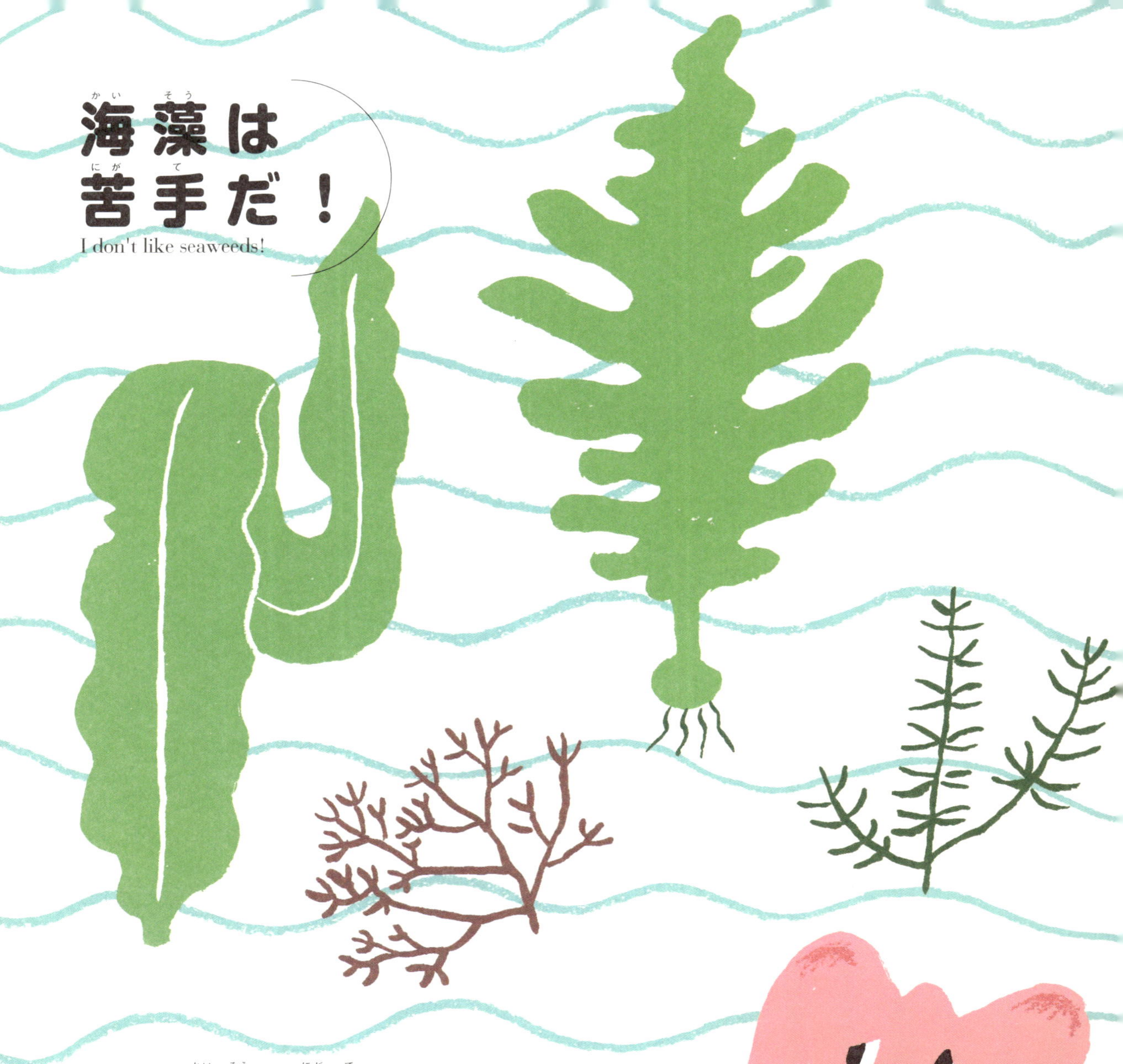

ボクは海藻が苦手だ。
普通に摂る分にはいいけれど……、
おいおい、そんなにたくさん食べないでくれ。
甲状腺ホルモンがつくれなくなっちゃう。

# 甲状腺とヨードの関係は複雑。日本の食生活では不足を心配するより、食べすぎに留意すべきです。

## ヨードは甲状腺ホルモン値に影響大！

ヨードは、甲状腺ホルモンをつくるために不可欠な元素です。成人の推奨ヨード所要量は130μg/日（厚生労働省HP）ですが、過剰に摂取すると甲状腺ホルモンの分泌を抑える作用（ウォルフ-チャイコフ効果）が現れます。しかしその後、健康な人は分泌を抑える作用から脱却するエスケープ現象が起こり、元に戻ります。

ところが橋本病などの病気がある人はエスケープ現象が起こらず、甲状腺ホルモン値が低下したままになってしまうことがあります。

たくさんの食品にヨードは含まれていますし、特に周囲を海に囲まれた日本にはヨードの多い海産物が豊富にあるため、意識的に食べないようにしても足りなくて困ることはありません。むしろ、ヨードの摂りすぎに注意しなければならないのです。

ヨードを多く含む食品は、主に海藻。なかでも昆布は桁違いに含有量が多く、1食分と想定した2cm角の乾燥昆布１片(約1.5g)だけで、１日に必要なヨード量の約23日分にあたります。毎食時、ヨード量を計算して献立を考えるのは大変なので、「好きだから」「健康にいいから」などと積極的に摂りすぎるのではなく、バランスのよい食事を心がけてください。

## 1食で摂れる食材別ヨード量

| 食材名 | 1食のおおよその摂取量 | 1食に含まれるヨードの量（μg） | 100gに含まれるヨードの量（μg） |
|---|---|---|---|
| 昆布（乾燥） | 1.5g（2cm角） | 3000μg | 200000μg |
| ひじき（乾燥） | 5g | 2250μg | 45000μg |
| 焼きのり | 2g（1/8タイプ5枚） | 42μg | 2100μg |
| わかめ（生） | 10g | 160μg | 1600μg |
| まだら（生） | 100g（1切れ） | 350μg | 350μg |
| 鶏卵 | 50g（1個） | 8.5μg | 17μg |
| 牛乳 | 200g（1パック） | 32μg | 16μg |
| 豆腐 | 100g（1/3丁） | 5μg | 5μg |
| 牛肉 | 150g（ステーキ1枚） | 1.5μg | 1μg |
| 食パン | 60g（6枚切り1枚） | 0.6μg | 1μg |

※100gに含まれるヨードの量は、「七訂 食品成分表2018」（女子栄養大学出版部）による。
※日本人の１日のヨード所要量（推奨量）は成人で130μg、上限量は3000μgとされている。

# 甲状腺は賢い！

Thyroid Gland is clever!

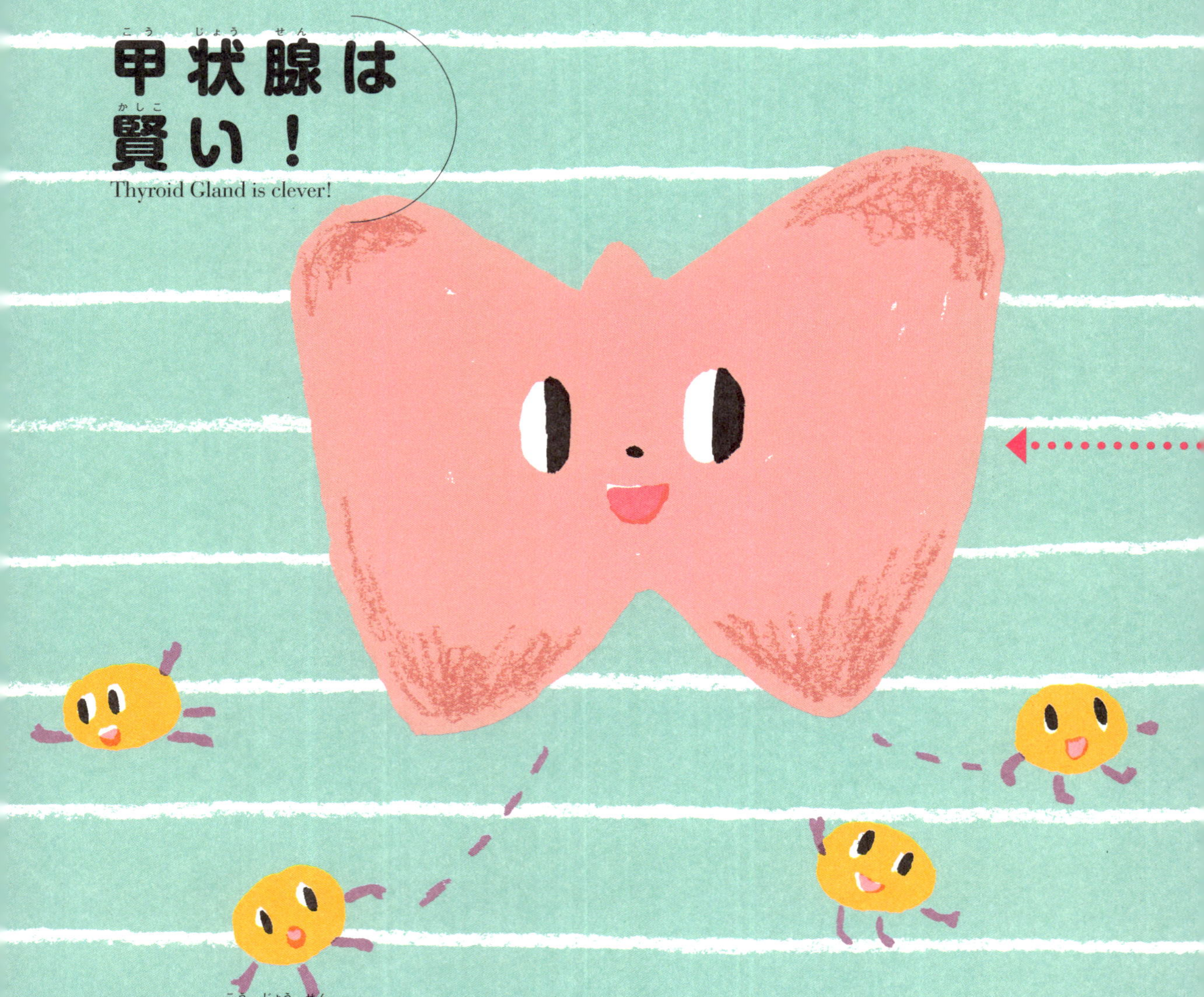

ボクは甲状腺。

君たちは気づいていないかもしれないけれど、

脳からの司令どおり、

君たちに必要な甲状腺ホルモンをつくっているんだ。

これからもずっと。

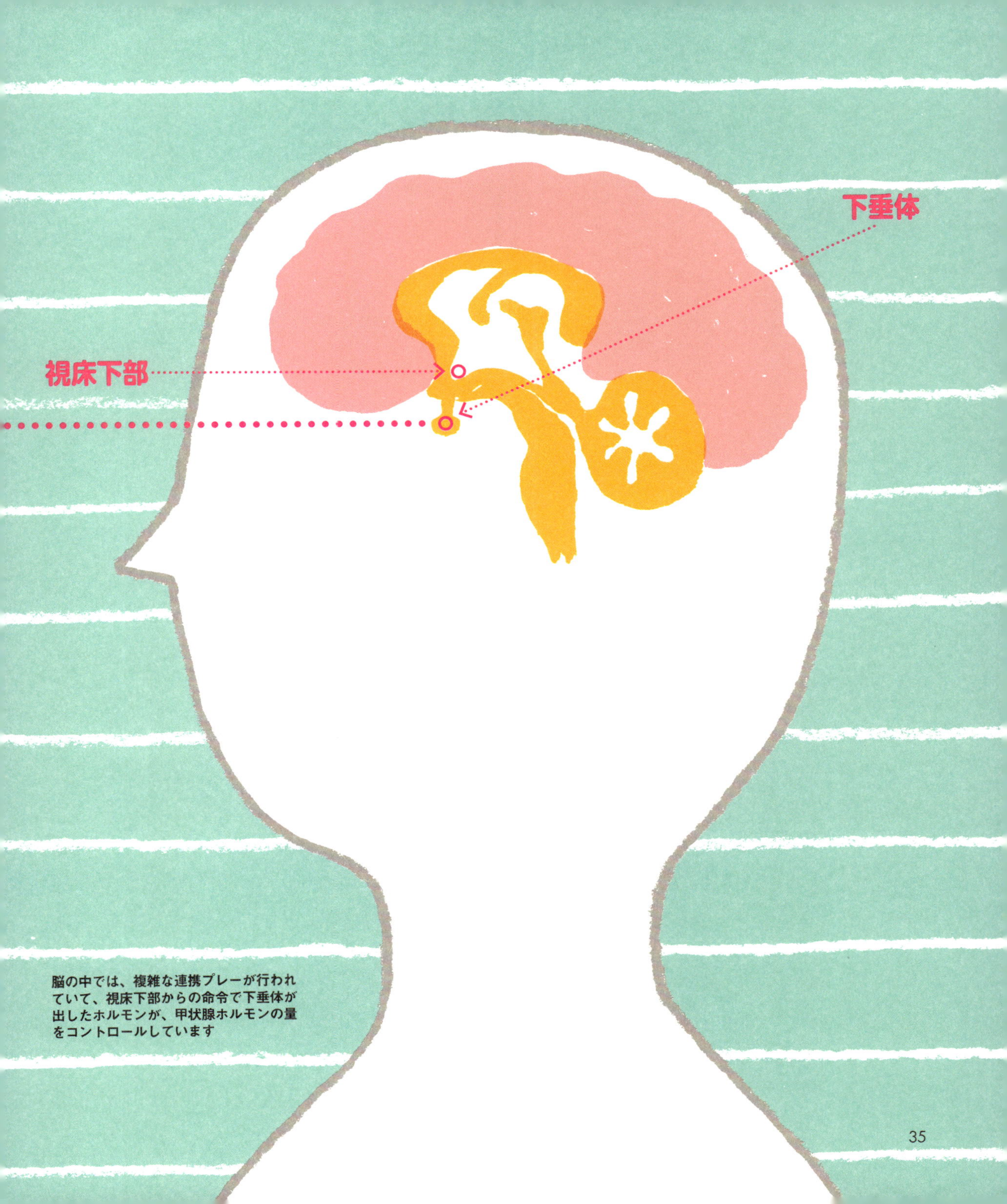


脳の中では、複雑な連携プレーが行われていて、視床下部からの命令で下垂体が出したホルモンが、甲状腺ホルモンの量をコントロールしています

## 甲状腺は賢い！
Thyroid Gland is clever!

# 甲状腺ホルモンは多すぎても、少なすぎてもだめ。適量にするために、何重にもセーフティ・ネットがあるのです。

### 体の安全のための調整機構について

　人間は、甲状腺ホルモンがなくなったら生きてはいけません。そのため、甲状腺には１～２カ月分の甲状腺ホルモンがたくわえられているのです。

　そして、血中に放出されたあとも甲状腺ホルモンの濃度を一定に保つ重要な仕掛けが、いくつも用意されています。

セーフティ・ネット[1]
### タンパク質結合ホルモン

　大部分の甲状腺ホルモンはタンパク質と結合して休んでいて、働いているのは結合していない遊離ホルモンです。働く遊離甲状腺ホルモンが少なくなると、休んでいたタンパク質結合ホルモンの結合がはずれ、遊離甲状腺ホルモンとなって作用を発揮します。休養していた甲状腺ホルモンが、目を覚ますというわけです。

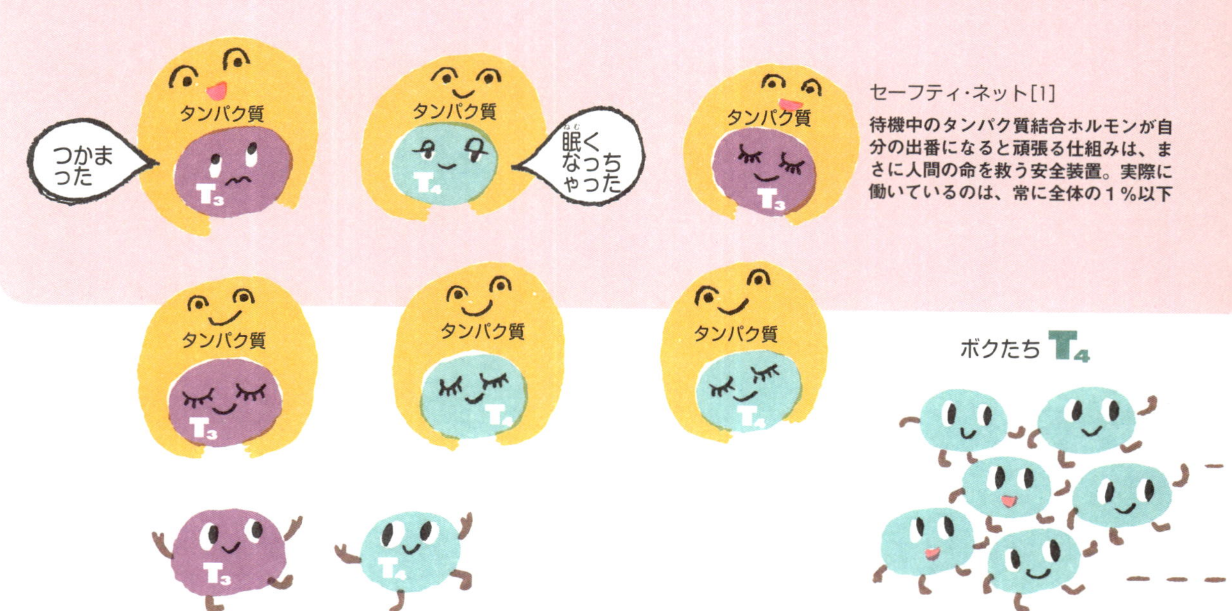


セーフティ・ネット[1]
**待機中のタンパク質結合ホルモンが自分の出番になると頑張る仕組みは、まさに人間の命を救う安全装置。実際に働いているのは、常に全体の１％以下**

セーフティ・ネット[2]
### $T_4$から$T_3$への変換

甲状腺ホルモンは2種類あり、**トリヨードサイロニン($T_3$)**と**サイロキシン($T_4$)**と呼ばれています。血液中では甲状腺ホルモンの3/4が$T_4$で、体の各臓器で作用の強い$T_3$に変化します。$T_4$は第一線で働く$T_3$の後ろ盾なのです。

セーフティ・ネット[3]
### ネガティブフィードバック機構

体の中の甲状腺ホルモンのバランスがくずれると、司令塔である脳の**下垂体**が、甲状腺がつくる甲状腺ホルモンの量を多くしたり、少なくしたり、と調整してくれます。

このシステムを、**視床下部**ー下垂体ー甲状腺系ネガティブフィードバック機構といいます。

甲状腺ホルモンである$T_3$、$T_4$の値が低下すると、**甲状腺刺激ホルモン放出ホルモン(TRH)**の値が上昇して**甲状腺刺激ホルモン(TSH)**を放出させ、TSHが低下した$T_3$、$T_4$の値を上昇させようとします。同時に$T_3$、$T_4$低値はTSHにも直接作用し、同様の$T_3$、$T_4$の値を上昇させる効果を発揮します。反対に$T_3$、$T_4$の値が高くなるとTRH、TSHの値が下がり、$T_3$、$T_4$の値を下げる方向に働くのです。

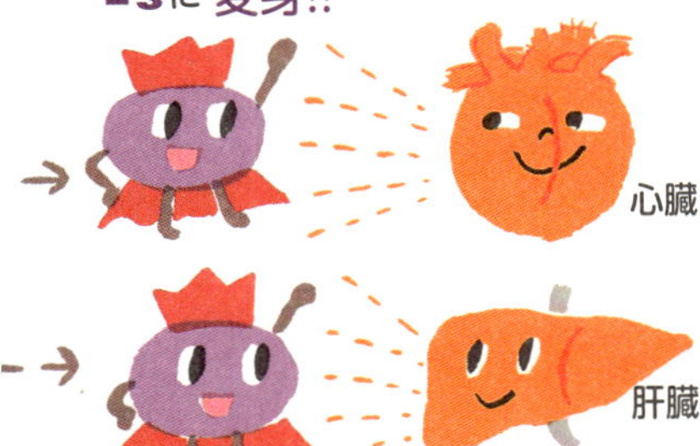


セーフティ・ネット[2]
$T_4$は$T_3$の援軍。行く先々の臓器で$T_3$に変身し、体の各部分を元気にします。力持ちでも短命の$T_3$と力は弱いけれど長命の$T_4$が支え合っているのです

視床下部
低下
上昇
甲状腺刺激ホルモン放出ホルモン
TRH
下垂体
低下
上昇
甲状腺刺激ホルモン
TSH
ー
＋
甲状腺
甲状腺中毒症
甲状腺機能低下症
甲状腺ホルモン
上昇
低下
$T_3$
$T_4$

セーフティ・ネット[3]
視床下部ー下垂体ー甲状腺の連携プレーは、図のような関係に。甲状腺ホルモン量のわずかな異変を察知して、この調整機構が鋭敏に働きます

# 甲状腺ホルモンの旅

Thyroid hormones travel all through your body.

ボクは甲状腺。
甲状腺ホルモンをつくって、
体の隅々にまで旅をさせる。
そして、君の体を元気にするんだ。
多すぎても少なすぎてもだめ。
いたずら心を抑えて、
ちょうどいい量にするのは、
結構、難しいんだよ。

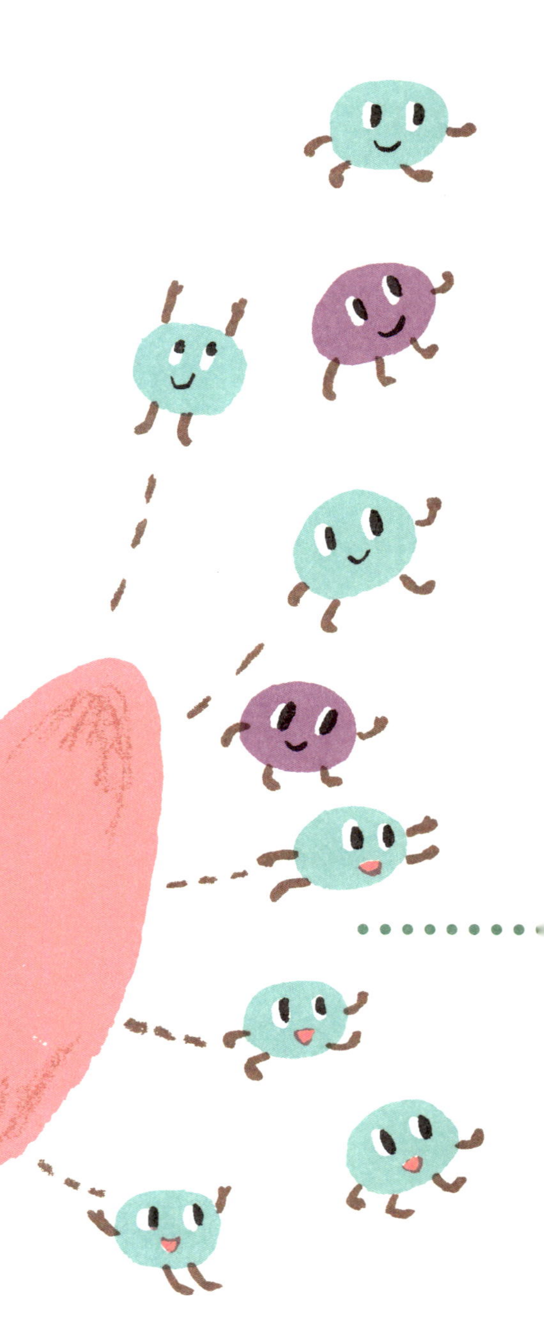

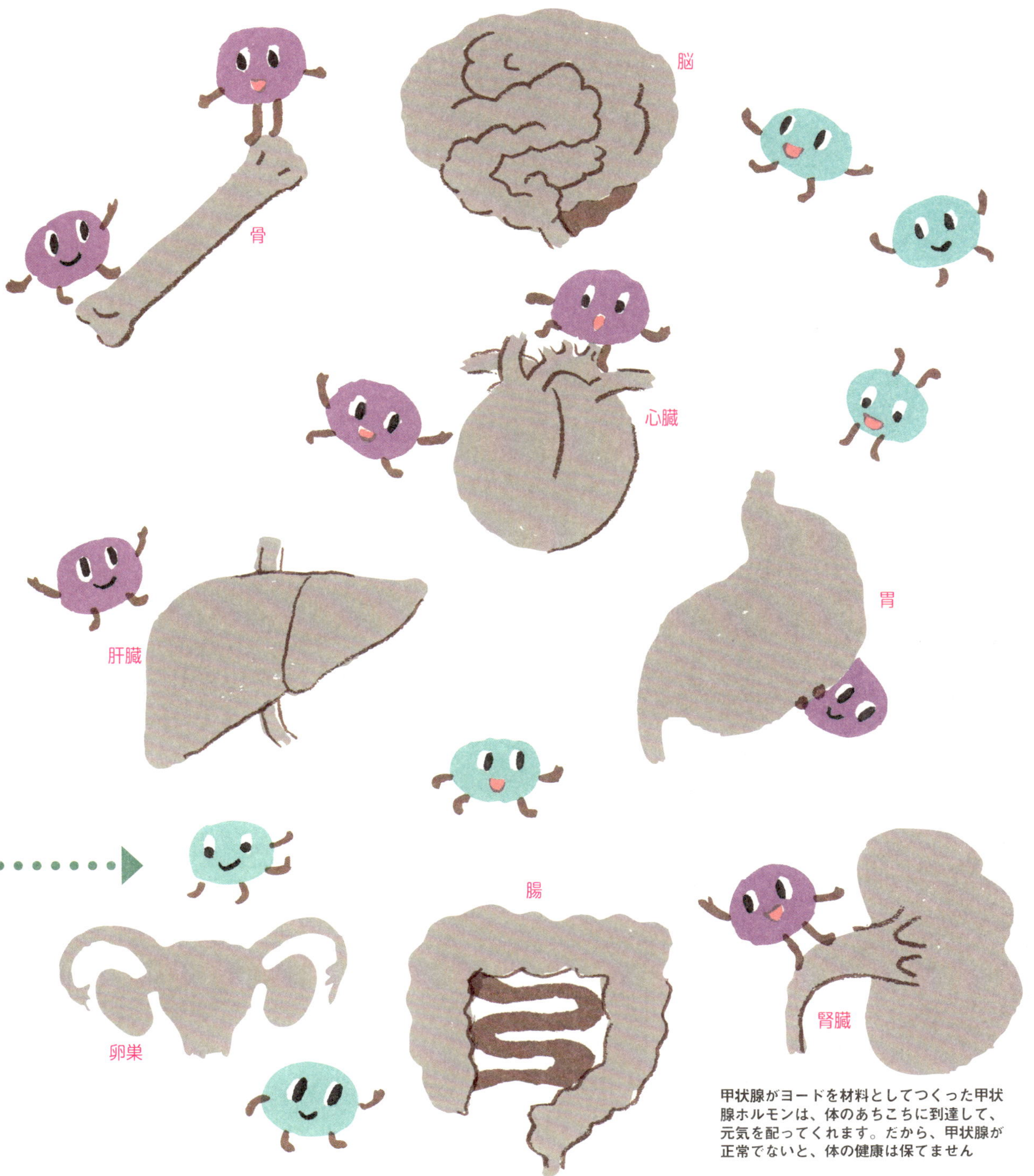


甲状腺がヨードを材料としてつくった甲状腺ホルモンは、体のあちこちに到達して、元気を配ってくれます。だから、甲状腺が正常でないと、体の健康は保てません

# 甲状腺ホルモンは働き者。体中のいろいろな細胞を活性化してくれます。

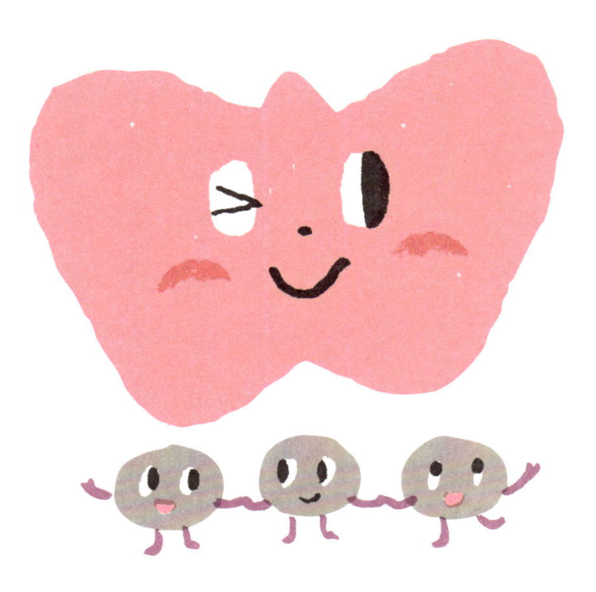

## 甲状腺の役割

甲状腺で分泌された甲状腺ホルモンは、血流に乗って体の隅々にまで運ばれ、さまざまな臓器の働きを活発にしてくれます。

体の不調を感じたとき、その部分だけに目を向けがちですが、離れたところにある甲状腺が正常かどうかを確認することは重要です。

下記のような甲状腺ホルモンの作用を知ることで、脈拍や血圧が正常値を逸脱している状態が続くとき、血糖値やコレステロール値の異常が続くときなどに、ほかの原因を探るのと同時に甲状腺の検査も視野に入れることができます。

## 甲状腺ホルモンの作用

- 脳に働いて思考を活発にする
- 心臓に働いて心拍数、血圧を上げる
- 血管に働いて脈圧（収縮期血圧ー拡張期血圧）を上げる
- 骨代謝を促し、骨量を上げる
- 基礎代謝を促し、体温を上げる
- 筋力を維持、強化する
- 消化管に働いて吸収を促し、血糖値を上げる
- 肝臓の代謝を促し、コレステロール値を下げる
- 赤ちゃんが母親のお腹の中にいる頃は、
  脳や骨の発育にも必要とされる　など

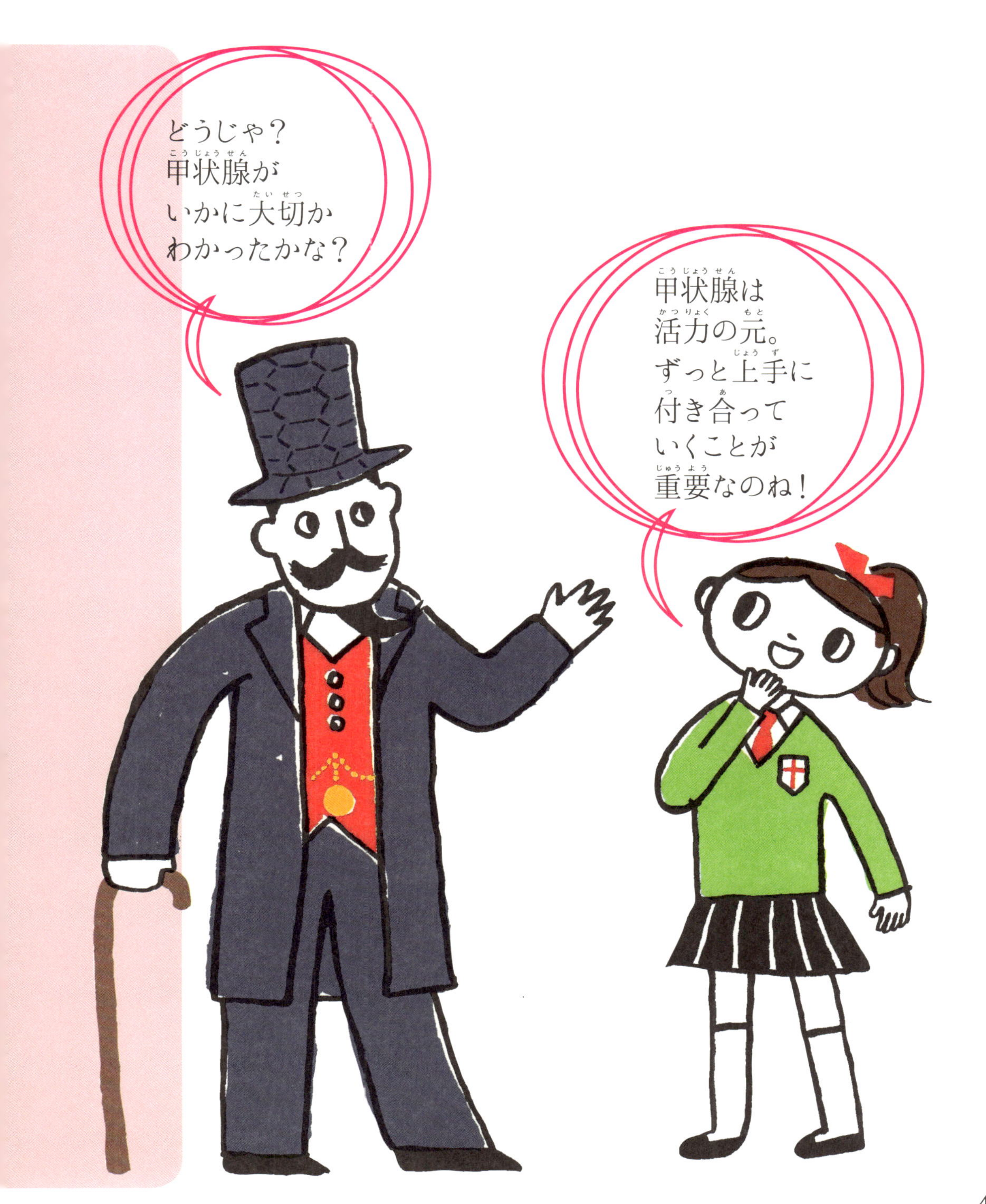
どうじゃ？
甲状腺が
いかに大切か
わかったかな？
甲状腺は
活力の元。
ずっと上手に
付き合って
いくことが
重要なのね！

# 用語解説
Glossary

●各ページの文中の色文字などの解説です
●それぞれの用語が出ているページをリストアップしました
●五十音順です

**ウイルス**：自分の細胞を持たず、他の生物の細胞を利用して増殖する病原体。
➡ P.10 22 23

**ウォルフ-チャイコフ効果**：ヨードを過剰摂取すると血液中のヨード量が上昇し、甲状腺ホルモンの分泌が抑制される現象。➡ P.33

**エスケープ現象**：ウォルフ-チャイコフ効果が起きても、健康な人は低下した甲状腺ホルモン値を元に戻そうとする現象が起こる。これをエスケープ現象という。➡ P.33

**MRI検査**：磁気共鳴画像診断のための検査。電磁波を用いて体の内部を画像として描出する。
➡ P.27

**炎症性疾患**：炎症とは、体に有害な刺激が加わったときの防御機構。一般に痛み、発赤、熱感、腫れ、機能低下を伴う。炎症性疾患とは、炎症に起因する病気のこと。➡ P.23

**下垂体**：脳の中心部にあり、甲状腺ホルモンを調整する甲状腺刺激ホルモン(TSH)を分泌する。➡ P.10 35 37

**寛解**：病気が完全に治癒するのではないが、病勢が停止し、機能が正常に戻っている状態。
➡ P.11

**峡部**：甲状腺の右葉と左葉をつなぐ部分。甲状腺を蝶々にたとえると、羽を広げたときの胴体の部分。➡ P.6 31

**クリーピング現象**：亜急性甲状腺炎の有痛性腫瘤が甲状腺内を移動する現象。➡ P.23

**脛骨**：いわゆる「むこうずね」にあたる、膝から足首の間の前内側にある長骨。脛骨の前には筋肉、脂肪がないため、むくみがわかりやすい。
➡ P.17

**経皮的エタノール注入療法**：皮膚の上から特殊な注射針を刺し、エタノールを注入して患部を死滅させる治療。➡ P.29

**結節性甲状腺腫**：甲状腺にしこりができた状態。
➡ P.27 29

**抗甲状腺薬**：甲状腺ホルモンの分泌を抑える薬。甲状腺機能亢進症に用いられる。➡ P.11 21

**甲状腺機能亢進症**：甲状腺がホルモンを過剰につくる状態。➡ P.10 20 21 24 27 29

**甲状腺機能低下症**：慢性的な甲状腺の炎症などにより、甲状腺ホルモン値が正常範囲より下がった状態。活動性が低下して、さまざまな症状が出てくる。橋本病と診断された人の約3割は、甲状腺機能低下症である。➡ P.14 17 37

**甲状腺刺激ホルモン(TSH)**：脳の下垂体から分泌され、甲状腺に働きかけて甲状腺ホルモンの分泌を促すホルモン。➡ P.10 24 37

**甲状腺刺激ホルモン放出ホルモン(TRH)**：脳の視床下部から分泌され、下垂体に働きかけて甲状腺刺激ホルモンの分泌を促すホルモン。
➡ P.37

**甲状腺専門医**：内分泌関連の疾患の中でも、甲状腺の病気を専門とする医師のこと。日本甲状腺学会認定専門医は全国に約660人、認定専門施設は約200ある。➡ P.15

**甲状腺中毒症**：血液中の甲状腺ホルモン値が高い状態。高くなる原因は、甲状腺機能亢進症や破壊性甲状腺炎などがある。➡ P.10 20 37

**甲状腺ペルオキシダーゼ**：ヨードから甲状腺ホルモンが合成される過程で働く、特殊な酵素。
➡ P.14

**甲状腺ホルモン薬**：甲状腺ホルモンを合成してつくった薬。$T_3$と$T_4$の２種類あるが、特別な場合を除いて$T_4$製剤が使われる。➡ P.14 15

**高度浸潤**：「甲状腺・転移リンパ節外に高度浸潤」という場合は、浸潤が反回神経、気管、頸（けい）動脈・頸静脈、食道粘膜などに及ぶこと。
➡ P.31

**高度リンパ節転移**：転移リンパ節が3cm以上あること。➡ P.31

**細胞診検査**：甲状腺の患部に針を刺し、吸引して採取した細胞を顕微鏡で調べる検査。
➡ P.27 31

**サイロキシン($T_4$)**：ヨードを４個持つ甲状腺ホルモン。大部分がタンパク質と結合している結合型甲状腺ホルモンで、0.03％が結合していない遊離型甲状腺ホルモン。遊離型甲状腺ホルモンが作用を発揮する。➡ P.37

**サイログロブリン**：甲状腺ホルモンの前駆物質。血液中のサイログロブリン数値は結節ができた際に上がるとされているが、良性でも上昇する。血中サイログロブリン値が1000ng/mL以上では悪性腫瘍を疑う。➡ P.14 27

## 用語解説
Glossary

**自己抗体**：本来抗体は体外から侵入した異物を排除するが、体の一部を異物と誤認して出現した抗体。➡ P.10 12 14 17

**自己免疫疾患**：体の一部を異物と誤認してできた自己抗体が、その体の一部を攻撃してしまう病気。➡ P.11 14

**視床下部**：下垂体の上に位置し、視床下部で分泌された甲状腺刺激ホルモン放出ホルモン(TRH)は、下垂体から甲状腺刺激ホルモン(TSH)を分泌させる。➡ P.35 37

**CT検査**：コンピュータ断層画像診断のための検査。X線を使って撮影した体の断面像をコンピュータによって再構成する。➡ P.27

**縦隔内進展**：胸郭内の左右の肺に挟まれた空間が縦隔で、その中に心臓、食道、気管などがある。縦隔内進展とは、首にある甲状腺が大きくなり、下に下がって縦隔内に落ち込むこと。➡ P.27

**腫瘍**：細胞が生体内の制御に反して増殖することによってできた組織塊。良性腫瘍は秩序を持って増殖し、悪性腫瘍は無秩序に他臓器への浸潤、転移を起こす。➡ P.27

**受容体**：細胞膜、細胞質、核にあって、細胞外の物質や光を選択して受け入れることのできる物質の総称。ホルモン受容体や光受容体などがある。➡ P.10

**所属リンパ節郭清**：臓器から流出するリンパ液が集まるリンパ節を、その臓器の「所属リンパ節」という。所属リンパ節を周囲の脂肪組織とともに一塊として摘出することを、所属リンパ節郭清という。➡ P.31

**錐体葉**(すいたいよう)：甲状腺の峡部の頭側についている突起の名称。胎児の頃の遺残物。➡ P.6

**超音波検査**：人間には聞こえない高い振動数の音波を使って、体の内部構造を調べる検査。➡ P.7 23 27 31

**トリヨードサイロニン($T_3$)**：ヨードを3個持つ甲状腺ホルモン。大部分がタンパク質と結合している結合型甲状腺ホルモンで、0.3%が結合していない遊離型甲状腺ホルモン。遊離型甲状腺ホルモンが作用を発揮する。➡ P.37

**内分泌腺**：ホルモンを分泌する器官。脳下垂体、甲状腺、副甲状腺、副腎、膵臓(すいぞう)、精巣、卵巣などがある。腸、心臓などから分泌されるホルモ

ンがあることもわかってきた。➡ P.6

**難治性**：(バセドウ病内服治療の場合)抗甲状腺薬を服用しても甲状腺ホルモン値が下がらない、または下がっても再燃を繰り返す状態。➡ P.11

**認知症**：いったん獲得した認知機能が後天的に低下した状態。甲状腺機能低下症による認知症は、数少ない治療可能な認知症。➡ P.14 15

**破壊性甲状腺炎**：甲状腺ホルモンが過剰につくられるのではなく、甲状腺にたくわえられている甲状腺ホルモンが、一気に血液中に漏出した状態。➡ P.10 20 21 23

**ヒト絨毛性ゴナドトロピン(hCG)**：妊娠したときに上昇する、胎児の成長に必要なホルモン。αサブユニットとβサブユニットから構成され、αサブユニットは甲状腺刺激ホルモンと共通。
➡ P.24

**びまん性甲状腺腫**：甲状腺全体が大きくなった状態。➡ P.14

**副腎皮質ホルモン薬**：副腎皮質ホルモンは副腎皮質で産生されるホルモンの総称。ここでは、そのひとつである抗炎症作用の強い糖質コルチコイドの製剤を指す。➡ P.23

**変性疾患**：細胞、組織に障害が加わり、性質が変わった疾患。本来体に備わっている細胞、組織なので良性疾患。➡ P.27

**放射性ヨード治療**：ヨードが甲状腺に集まることを利用して、甲状腺に集まった放射線を持つヨードで甲状腺細胞を死滅させる治療。
➡ P.11 29 31

**ムコ多糖類**：粘液質の多糖類。例えば健康な人にもあるヒアルロン酸、コンドロイチン硫酸もムコ多糖類の一種。➡ P.17

**ヨード**：甲状腺ホルモンの必須元素。海藻類、特に昆布に多量に含まれている。➡ P.33 39

**葉部**：甲状腺を蝶々にたとえると羽の部分。右葉と左葉がある。➡ P.31

**リンパ球**：白血球の一種。骨髄、胸腺などでつくられる免疫反応担当細胞のひとつ。
➡ P.12 14

**濾胞腺腫**：甲状腺ホルモンをつくる濾胞細胞から発生した良性の腫瘍。➡ P.27

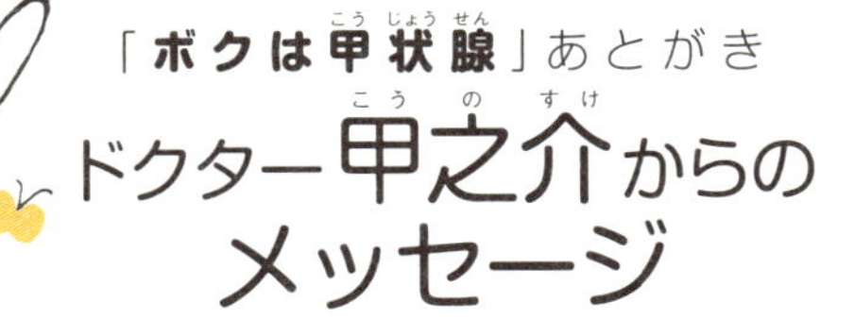


Messages from Dr. Konosuke

甲状腺疾患の診療は一筋縄ではいきません。

甲状腺は首にある小さな内分泌腺です。
しかし、そこでつくられる甲状腺ホルモンは全身に作用します。

★ ★ ★ ★ ★ ★ ★

血液中の甲状腺ホルモンの異常は、体重の増減や心拍数、発汗の異常をもたらし、
疲れやすい、気分の高揚、下痢･便秘などの症状が現れ、
血液検査では、コレステロール値、血糖値、肝機能検査に異常が出現します。
そのため、心臓病、胃腸病、皮膚病、うつ病、更年期症状、脂質異常症、
糖尿病、肝臓病などの病気とまぎらわしいことがあります。
甲状腺の異常といっても、
甲状腺のある首だけに異常があるのではなく、
全身を診察し、検査する必要があるのです。

★ ★

無痛性甲状腺炎、亜急性甲状腺炎に代表される破壊性甲状腺炎や、
ヨードの過剰摂取による甲状腺機能異常は、
甲状腺ホルモン値が数カ月のうちで高くなったり低くなったりし、
1回の検査では判断できないこともあります。
妊娠中は、妊娠のために起こる妊娠性一過性甲状腺機能亢進症になったり、
妊娠後期には血液中に測定を妨げる物質が出現して、
甲状腺ホルモン値が正確に測れないこともあります。

**ドクター甲之介**
この本の著者、山内泰介医師の別名。甲状腺疾患専門外来「山内クリニック」の院長でもあります。診療する患者は年間約20000人

したがって、血液検査の結果がわかっても、本当に甲状腺の働きが正常なのか異常なのか、
甲状腺機能を評価することが難しいときがあります。

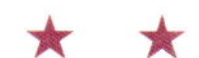

結節(しこり)ができる結節性甲状腺腫は意外に多いものです。
そのほとんどが良性ですが、
悪性腫瘍を診断するには、触診・超音波検査・細胞診検査などを駆使して行われます。
悪性腫瘍の中でも濾胞がんは術前の検査では診断できず、
手術をして摘出した結節を顕微鏡でみる組織診断で、
初めて診断されることがほとんどです。
悪性度の最も高い未分化がんは進行が早く、治療できないこともあり、
生命の危険の高いがんです。

このように、甲状腺疾患の診療は難しいものですが、
最新の知識を得て、経験を積み、日々研鑽に努めるとともに、
多くの人により深く甲状腺のことを知ってもらいたく、本書を著しました。

甲状腺というと堅苦しく敬遠されがちなので、
絵本スタイルの視覚にも訴えた読みやすい形にしました。

この本が、甲状腺疾患に悩んでいる人、家族や知人に甲状腺疾患のある人、
甲状腺に興味を持っている人など、多くの人に読んでいただけたら幸いです。

絵／マット和子

編集／K＆M企画室
カバー・本文デザイン／渡邊貴志（ワタナベデザイン）

# ボクは甲状腺（こうじょうせん）

2019年３月18日　初版第１刷

著　者　山内泰介（やまうちたいすけ）
発行者　坂本桂一
発行所　現代書林
〒162-0053　東京都新宿区原町3-61 桂ビル
TEL 代表 03（3205）8384
振替00140-7-42905
http://www.gendaishorin.co.jp/

印刷・製本：大日本印刷㈱
乱丁・落丁本はお取り替えいたします。

定価はカバーに表示してあります。



ISBN 978-4-7745-1767-4 C0047